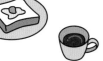

# オーダーメイド

# 腎臓病食事療法の極意

横浜市立市民病院 腎臓内科 部長
昭和大学 医学部 客員教授

**岩崎 滋樹** 編著

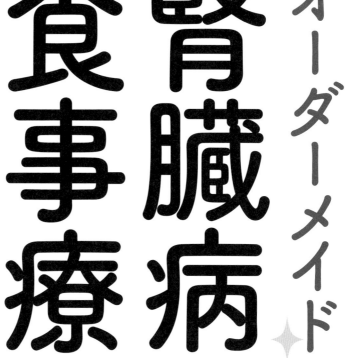

JN012129

\あなたも/
患者の個性を尊重した
栄養指導 ができる!

MC メディカ出版

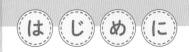

## はじめに

腎臓病の本来の姿を知ることにより、一人ひとりに合った腎臓病の悪化を防ぐお手伝いをするために

　本書は、腎臓病の悪化を防ごうと一生懸命努力している多くの患者と話している中で腎臓病の本来の姿がわからず

> ・必要以上の努力をして疲れてしまった方々
> ・努力の方向性が異なり、努力が報われていない方々
> ・情報過多で何をどうしたらよいか混乱している方々
> ・逆にあとひと息頑張れば、よい結果を生むだろうと思われる方々

のために少しでも役立てられればという思いで制作しました。一人ひとりに合った腎臓病の悪化を防ぐお手伝いをするためには、一人ひとりの腎臓病の種類や病状が異なることから、腎臓病の本来の姿を知ってもらうことが最適であると考えました。そして、各々の患者に合った腎臓病治療をお手伝いするために「市民公開講座」や「腎臓病教室」を実施してきました。10数年にわたる「腎臓病教室」と30有余年の診療経験から感じた手応えから、**透析に至らない、もしくは透析になるべくさせない実感」**を、本書を通じて広く皆様方と共有できればと思っています。
　本書は、横浜市立市民病院で実施されている秘伝の「腎臓病教室」で実際のスライドの説明を聞いているのではと感じさせるような実況中継に近いかたちでお届けすることを目標に書かせていただきました。また、一部は講演だけでは完璧に理解しづらいと思われるところを丁寧に補足したつもりです。日々多くの患者と接してきた経験から、患者本人のみならず、家族に、腎臓病の本質を理解してもらうことが、結果として腎臓病の治療効果に大きく影響したという実感をもっています。そのため忙しい家族にも短時間で容易にイメージしやすく、共感しやすいかたち

で提供できるように心がけました。本書が、患者のみならず家族にとって、腎臓病の本来の姿を知ることにより、一人ひとりに合った腎臓病の悪化を防ぐお手伝いをするための第一歩になることを祈念しています。

＊　＊　＊

　以上が私の前著『腎臓病をよく知りともに闘っていく本』（桜の花出版）の「はじめに」で書いたものです。その精神は本書にも引き継がれています。前著は多くの悩める腎臓病患者や家族、そして教育指導にあたる医師、看護師、管理栄養士にも評価いただいた中で、紙面の関係上どうしても簡潔な記載内容にせざるを得なかった栄養指導の部分について「もっとくわしく知りたい」との要望を多くの管理栄養士からいただきました。そのため本書では、ヒトが本来必要であった食事内容から書き起こし、タンパク質、食塩、エネルギーの基本を押さえたうえで、さらに栄養の考え方を掘り下げました。患者のライフスタイルは複雑で多岐にわたり、画一的な栄養指導では対応困難ですが、患者個々の事情に合わせた腎臓病栄養指導ができる応用力を身につけられるように工夫しました。

　本書を手にとっていただき、画一的でなく個々に対して応用力のある食事療法の理解と指導ができるようになってほしいと考えています。さらに栄養指導の実践については、低タンパク食事療法の指導に実績がある管理栄養士の樋口久美子氏にも協力いただきました。

　まずは手にとって、興味のあるテーマからでも読みすすめていただければ幸いです。

2022年11月

岩崎滋樹

横浜市立市民病院 腎臓内科 部長

昭和大学 医学部 客員教授

# オーダーメイド 腎臓病 食事療法の極意

はじめに ......................................................................................... 2

## 第1章 本来ヒトにはどのような食事が適しているのか？
(岩崎滋樹)

ヒトは数百万年の飢餓を乗り越えてきた ................................................ 10
「生き残るための食事」から「生きるための食事」
　　そして「楽しむための食事」になり腎臓はびっくり ......................... 15
そもそも現代人はタンパク質をとりすぎている ...................................... 15
ヒトはどれだけのタンパク質をとればよいのか？ .................................. 17
日本人に適した無理のないタンパク質摂取量は？ .................................. 19
昔は食塩不足、今は？ ....................................................................... 23
飽食の結果みえてきたもの ................................................................ 24

### COLUMN
TCA回路とは ................................................................................. 11
倹約遺伝子「β₃アドレナリン受容体遺伝子変異」とは ........................... 14
肥満関連腎症（肥満腎症）とは ........................................................... 25
アミノ酸はタンパク質からしかとれない？ ........................................... 26
昔の人はコメ主体の植物食でも健脚！ .................................................. 27

## 第2章 進化からみた腎臓の機能と症状
(岩崎滋樹)

腎臓の機能は老廃物の排泄だけじゃない！ ........................................... 30
進化で獲得した腎臓の機能 ................................................................ 31
腎臓の適応 ..................................................................................... 32
腎臓での赤血球産生の調節 ................................................................ 36
腎性貧血とエリスロポエチン産生細胞 .................................................. 37
腎不全になるとどうなるの？ ............................................................. 38
腎不全により身体はさびついた機械のようになる .................................. 42

適切な内部環境に合わせられない＝腎不全 ················································ 44

COLUMN
高齢者は夜中にトイレに起きることが多い？ ········································· 45
夜中にトイレに起きることを減らすには？ ············································· 46


第3章 腎臓病食事療法の原則　　　　　　　　　　　（岩崎滋樹）

原則1：太らないこと、痩せすぎないこと ············································ 48
原則2：原則1を堅持したうえでできるだけタンパク質の摂取を控える ········ 51
原則3：原則1、2を堅持したうえで食塩（塩分）を制限する ·················· 52
原則4：状況によりカリウム制限を行う ················································ 54
原則5：高リン血症も低タンパク食にて基本的に改善する ······················ 59


第4章 一人ひとりに合った腎臓病食の
　　　 至適量はどのくらいか？　　　　　　　　　　（岩崎滋樹）

一般的にいわれている至適エネルギー量はどれくらい？ ······················· 62
どんなに精密な必要エネルギーの計算式をつくっても
　ヒトの至適エネルギー（カロリー）は千差万別 ································· 62
実際の必要エネルギー量を求めるのは実は簡単 ·································· 62
実は一人ひとり異なるタンパク質摂取目標 ·········································· 66
長生きする（生命予後をよくする）ためにはリン制限 ··························· 74
リン摂取量を減らすにはどうしたらよいのか？ ······································ 76
アミノ酸スコアをどう考える？ ·························································· 79
動物性タンパク質と植物性タンパク質のどちらがよいの？ ······················ 82
その人に合った実現可能な減塩からはじめる ······································ 83
減塩方法のいろは ·········································································· 86


第5章 食塩摂取量と高血圧
　　　 そして慢性腎臓病との関係は？　　　　　　　（岩崎滋樹）

どうして食塩摂取量を減らさなければならないのか？ ··························· 90

第1章
第2章
第3章
第4章
第5章
第6章
第7章
第8章
第9章

食塩感受性と食塩非感受（抵抗）性とは ······················· 94
血圧の目標値はどのようにして決まる？ ······················· 97
減塩目標はどうする？ ············································ 98
慢性腎臓病の人は一般の人と比べて減塩が必要なのか？ ······· 103
食塩摂取量と食塩排泄量はバランスがとれている？ ··········· 106
食塩制限がむずかしい理由は食塩濃度の慣れの問題 ··········· 110

## 第6章　太っている人、痩せている人の腎臓病食事療法
（岩崎滋樹）

太っている人の食事療法 ········································ 114
痩せている人の食事療法 ········································ 117
年をとってからの痩せにはいろいろな理由がある ············· 120

### COLUMN
飢餓それは生物への試練……しかし光明も ··················· 124
本当の飢餓のときにヒトを守るシステム ····················· 125

## 第7章　理論から実践へ　低タンパク食を飽きずに続けるためには？　調理方法は？
（樋口久美子）

慢性腎臓病食事療法の原則は体重を変えないこと ············· 128
患者自身が食事内容の実際を把握できるように ··············· 130
減塩の重要性 ··················································· 133
低タンパク食を継続するための工夫 ··························· 135
低タンパク質の治療用特殊食品をどのように活用するか ······· 140
カリウム制限の実際 ············································ 143
栄養指導の実際1「どうしても太ってしまう」 ················· 146
栄養指導の実際2「低タンパク食にすると痩せてしまった」 ····· 147
栄養指導の実際3「低タンパク食のメニューに困る」 ··········· 149
栄養指導の実際4「減塩がどうしてもできない」 ··············· 151
栄養指導の実際5「外食の選択がむずかしい」 ················· 152

第1章

第2章

第3章

第4章

第5章

第6章

第7章

第8章

第9章

## 第8章 発想の転換！ 慢性腎臓病に悪いことが 何かを理解しよう

(岩崎滋樹)

慢性腎臓病に悪いことが何であるかがわかると対策ができる ……………… 156

東の横綱「高タンパク食の防止、高血糖（糖尿病）の抑制」 …………… 156

西の横綱「血圧管理の徹底、1g/日以上のタンパク尿の抑制」 ………… 158

東の大関「食塩摂取過多防止と脱水予防」 ………………………………… 159

西の大関1「貧血の改善」 …………………………………………………… 160

西の大関2「アシドーシス（体液酸性化）の改善」 ……………………… 161

東の関脇「肥満防止、過度の痩せ（エネルギー不足）の予防」 ………… 162

西の関脇「心不全の予防、高リン血症の改善」 …………………………… 163

東の小結「感染対策」 ………………………………………………………… 164

西の小結「高尿酸血症の改善」 ……………………………………………… 165

東の前頭「鎮痛薬などの薬剤、喫煙、過度の運動」 ……………………… 166

西の前頭「睡眠時無呼吸症候群の治療」 …………………………………… 167

別格「高カリウム血症」 ……………………………………………………… 167

## 第9章 食事療法の疑問 慢性腎臓病治療の疑問

**Q1** タンパク質制限をして栄養失調にならないですか？ ……（岩崎滋樹）…… 170

**Q2** 低タンパク質の治療用特殊食品でつくった食事を家族が食べても 大丈夫ですか？ 家族が栄養不足にはならないですか？ …（樋口久美子）… 171

**Q3** 腎臓病ではない家族と一緒に食事をとる場合は、 何に気をつけるとよいですか？ 何か工夫はありますか？ …（樋口久美子）… 171

**Q4** 限られたタンパク質を朝食・昼食・夕食などで どのように食べればよいのですか？ ………………………（岩崎滋樹）…… 172

**Q5** 非常に厳しい超低タンパク食（タンパク質25〜30g）では さらに透析導入を遅らせることができますか？ …………（岩崎滋樹）…… 173

**Q6** カリウムについて、多く食べてはよくない食物を 具体的に教えてください。 ……………………………………（樋口久美子）… 174

**Q7** カリウムを減らすために野菜を水にさらしたり、ゆでこぼしたり したほうがよいと聞きますが、本当ですか？ ……………（樋口久美子）… 175

**Q8** リン値が高いといわれました。 どうしたらよいか具体的に教えてください。 …………………（樋口久美子）… 175

**Q9** 腎臓病で食塩制限が必要なのはわかるのですが、
食事の工夫でどのあたりまで減らせるのですか？ ……（樋口久美子）…… 177

**Q10** 外食時の注意点はありますか？ ………………………（樋口久美子）…… 177

**Q11** 旅館やホテルでの食事は、いつもの食事と変わりすぎて、
どうしてよいかわかりません。 …………………………（岩崎滋樹）…… 178

**Q12** 腎臓病食の宅配がありますが、飽きてしまって長く続きません。
何かよい方法はありますか？ ……………………………（樋口久美子）…… 179

**Q13** さまざまな低タンパク質の食品が売っていますが、
まず何からはじめたらよいですか？ ……………………（樋口久美子）…… 179

**Q14** 食事記録は毎日つけなければいけませんか？
栄養計算は毎日しないといけませんか？ ………………（樋口久美子）…… 180

**Q15** 夜中にトイレに起きるようになりました。
水分は減らしたほうがよいですか？ ……………………（岩崎滋樹）…… 181

**Q16** 水分摂取は多めのほうがよいとよくいわれますが、
目安はどのくらいですか？ ………………………………（岩崎滋樹）…… 181

**Q17** 水やお茶よりも経口補水液やスポーツ飲料のほうがよいですか？
………………………………………………………………（岩崎滋樹）…… 182

**Q18** アルコールは腎臓病に悪いのですか？
飲酒はどのくらいまでならよいですか？ ……（岩崎滋樹・樋口久美子）…… 183

**Q19** 昔、腎炎があるからと体育の授業が受けられませんでした。
今は慢性腎臓病といわれていますが、
運動はどの程度までしてもよいのですか？ ……………（岩崎滋樹）…… 184

**Q20** 薬剤師から風邪薬や頭痛薬などは腎臓に悪いと止められています。
どうしたらよいですか？ …………………………………（岩崎滋樹）…… 185

**Q21** インフルエンザなどのワクチン接種は腎臓病に影響はありますか？
………………………………………………………………（岩崎滋樹）…… 185

**Q22** 腎臓が悪くなってきたため貧血になったといわれました。
腎機能と貧血は関係あるのですか？ また貧血になると
腎臓に悪いといわれましたが、貧血の治療は必要ですか？ …（岩崎滋樹）…… 187

**Q23** 腎臓がんのため、もう片方の腎臓しかありません。
何に注意すればよいですか？ ……………………………（岩崎滋樹）…… 189

**Q24** 体調が悪くて食欲がありません。どうしたらよいですか？
……………………………………………（岩崎滋樹・樋口久美子）…… 190

おわりに ……………………………………………………………………………… 192

索引 ………………………………………………………………………………… 194

編著者・執筆者紹介 ……………………………………………………………… 198

# 本来ヒトにはどのような食事が
# 適しているのか？

太古の昔から、ヒトはどのような食事をしてきたので
しょうか？ そしてあまたの環境の変化に適合して、数
百万年の間、絶滅することなく、どのようにして数多く
の飢饉を乗り越えてきたのでしょうか？ わかっている
限りで99％の種が絶滅し、われわれ人類は、1％のた
いへん幸運な「生き残り」です。そのため多様性のほか
に、まるで神様がつくったような**精密な機構と効率性に
より、今まさにわれわれがここに存在している**ことにな
ります。その秘密の一部を垣間みることにより、「本来
ヒトにはどのような食事が適しているのか？」という疑
問をみなさんと一緒に解いていくことにします。

# ヒトは数百万年の飢餓を乗り越えてきた

　地球の歴史において少なからず大量絶滅（大規模な生物の絶滅）が5回あり、ほとんどの種が絶滅したなかで、われわれ人類は、数少ないたいへん幸運な「生き残り（survivor）」です。「本来ヒトにはどのような食事が適しているのか？」を知るため、ヒトが生まれた数百万年前の環境からみていきましょう。

　そして厳しい環境のなか、エネルギー不足、タンパク質不足、食塩不足をどのように解決していったのでしょうか？（図1）

## エネルギー不足への挑戦

　ひいき目に見て数十万年の歴史を経てヒトは、すばらしいエネルギー変換効率をもつ生物として進化してきました。筆者も医学部学生時代の生化学の授業で、「TCA回路（11ページ）などを中心とした信じられないほどのエネルギー効率のよいシステム」があることを学びました。

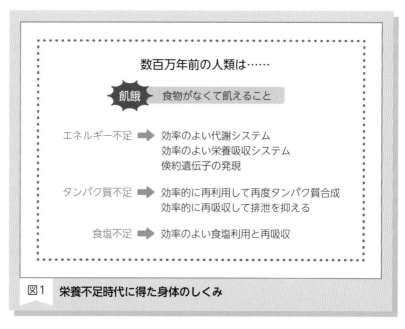

**数百万年前の人類は……**

**飢餓**　食物がなくて飢えること

エネルギー不足 ➡ 効率のよい代謝システム
　　　　　　　　　効率のよい栄養吸収システム
　　　　　　　　　倹約遺伝子の発現

タンパク質不足 ➡ 効率的に再利用して再度タンパク質合成
　　　　　　　　　効率的に再吸収して排泄を抑える

食塩不足 ➡ 効率のよい食塩利用と再吸収

図1　栄養不足時代に得た身体のしくみ

## エネルギー変換効率と吸収効率の増加と調整

　ヒトが蓄えた栄養素をエネルギーに変える変換効率は40％近くあります。これはエンジンなどの熱機関と比較してたいへんすばらしい変換効率です。ちなみにガソリン車は10％台しかなく、発電でいえば、もっとも高効率である火力発電に相当します。ヒトは少ない食事量で生存できる、すなわち比較的わずかなエネルギー摂取で数多くの飢餓状態を乗り越えていくことができるしくみをもっており、これが今日までの人類の種の継続に大いなる役割を示しています。

　**人類が2足歩行に進化したのは、2足歩行のほうが4足歩行よりも少ないエネルギーで済む**ということが今日では定説となっています[1]。そして究極の飢餓状態になると、糖質（炭水化物）や脂肪はもとより、身体の筋肉（タンパク質）までもエネルギーに変換して生き残ってきました。

　また、食物の吸収効率にもひと工夫があります。仮に2,000kcalの食事をとると、すべて吸収されているというイメージをもつ患者は多いです。しかし、通常の栄養状態がよい場合は、吸収効率があまり高くありません。一方で**飢餓状態になると驚くべきことに、小腸を中心として食事の吸収効率が明らかに向上**して栄養状態が悪くならないようにしています。本当によくできていると感心します。

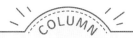

## TCA回路とは

　TCA回路は酸素呼吸を行うほとんどの生物に広く認められます。この回路のおもな役割は、炭水化物、脂肪、タンパク質などを水と炭酸ガス（二酸化炭素）に完全に分解し、エネルギー物質として重要なアデノシン三リン酸（adenosine triphosphate；ATP）をもっとも効率よく生み出すことです。通常、1分子のブドウ糖を無酸素的に分解する場合は、2分子のATPしか産生されないのに対し、TCA回路は、36分子ものATPを産生することができます。合成されたATPは、ほとんどすべての生命現象、たとえば運動、成長、増殖などに広く利用されています。

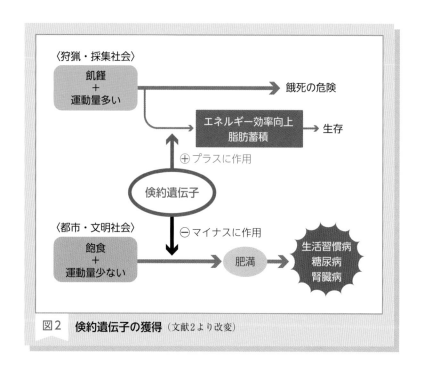

図2　**倹約遺伝子の獲得**（文献2より改変）

## 倹約遺伝子の獲得

　人類の歴史は飢えや大規模な飢餓との戦いであることはお話ししました。そのため「食物を効率的に吸収・利用」できるようにする遺伝子変異をもつ人々が現れ、それらの人は、貴重なエネルギーを脂肪としてより多く蓄えることができたのだろうと思われます。当然、遺伝子変異をもっていない人より、もっている人のほうが現代までsurvivor（生き残り）として生存してきたことは容易に理解できることと思います。その遺伝子変異は、数多くわかりつつあり、今では**倹約遺伝子**と呼ばれています。

　皮肉なことに、**飽食の時代の今日では、その「倹約遺伝子」を多くもっている人こそ、太りやすく、糖尿病、脂質異常症、高血圧、メタボリック症候群などの種々の生活習慣病になりやすい**ともいえます（図2）[2]。

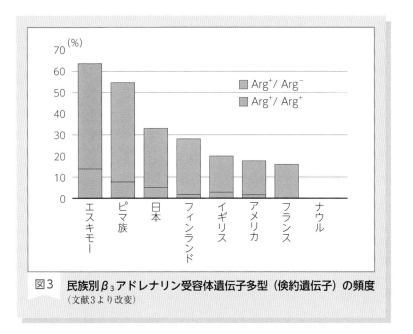

**図3** 民族別 $\beta_3$ アドレナリン受容体遺伝子多型（倹約遺伝子）の頻度
（文献3より改変）

## 日本人の倹約遺伝子

　ヒトが飢えや飢餓を生き抜くためにある意味進化した倹約遺伝子の獲得が、飽食の現代ではまったく裏目になったことは理解できたと思います。じつは、日本人では、どのくらいの獲得率であるかの調査があります。代表的倹約遺伝子である $\beta_3$ アドレナリン受容体遺伝子（14ページ）を保有する民族ほど太りやすいことになり、図3のように日本人の倹約遺伝子の保有率は30％を超し世界で第3位になります[3]。この遺伝子はアジア系（モンゴル系）で多く、北欧、南欧の順に比率が下がり、温暖な南洋諸国のナウル共和国にはまったくありません。これは世界的にみて、エスキモー、日本人を含むモンゴル系の人が住む気候などの、厳しい生活事情を反映されたものと思われ、**日本人はその飢餓の歴史をDNAに組み込んでいる**ともいえます。

　10万年周期でくり返す「氷期－間氷期サイクル」で、約1万年前に最後の氷河期が終わって温かい第四間氷期となりました[4]。地球が温暖化したことから農耕と牧畜がはじまります。農耕によって穀物の摂取が増え、以前に比べて糖質の多

い食事がとれるようになりました。しかし、まだこの程度では生き抜くために十分なエネルギー確保ができたとはいえませんでした。まだまだ厳しい生活が続き、時に飢饉などでエネルギー確保ができなかった人々が淘汰された、すなわち生存できなかった時代でした。このときは各種の倹約遺伝子をもっている人々がより選別され生き残ってきたともいえます。さらに近代となり穀物の生産性が向上し、さらに産業革命以降の穀物の貯蔵技術などが進歩し、安定的に摂取エネルギーが増えるようになりました。

　そしてわれわれが生きてきた時代を迎えますが、戦後の混乱期を除き、ご存じの高度成長期となり、人々はより安価により簡単に、糖質・脂質・タンパク質を含めたエネルギーをとることができるようになりました。

　私たちは今、いわゆる飽食の時代を迎えています。このようにして、①気候変動による温暖化が人類の進化と結びつき、農耕を開始して「生き残るための食事摂取」の開始、②生産性向上により「生きるための食事」ができるようになる、③今私たちは「生きるための食事」から「楽しむための食事」に変化し、肉魚を主体とする高タンパク食とそれに関連する高脂質食の摂取により、飽食の時代を生み出したといえるでしょう。

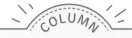

## 倹約遺伝子「β₃アドレナリン受容体遺伝子変異」とは

　倹約遺伝子（別名：肥満遺伝子）とは、「エネルギーを節約し、脂肪を蓄える」という遺伝子です。太古の昔から飢餓を乗り越えるためにこのような遺伝子変異をもった人々が選択され、生き残ったと考えられています。現在、50種類近くの倹約遺伝子が知られてます。通常ヒトの基礎代謝（何もしないでも消費されるエネルギー）は、男性1,500kcal、女性1,200kcalですが、日本人3人に1人といわれる代表的倹約遺伝子（β₃アドレナリン受容体遺伝子変異）をもつ人は、1日の基礎代謝量が200kcal減少し、また倹約遺伝子UCP1に変異がある場合は、さらに100kcal減少することがわかっています[5, 6]。

# 「生き残るための食事」から「生きるための食事」そして「楽しむための食事」になり腎臓はびっくり

　1万年前に農耕がはじまり、やっと「生き残るための食事」がとれるようになり、近年まで農耕技術を革新しながら、より安定的に穀物を収穫できるようになり、日本人も人口が増加していきました。穀物増収に合わせて人口増加も認められたため、一部の人を除いて以前よりエネルギー摂取は増えたものの、まだまだ動物性タンパク質や脂肪の摂取は少なく、人々はまだ「生きるための食事」をしてきました。約半世紀前からは高度成長期となり、人々は「楽しむための食事」に徐々に移行していき、肉魚などの動物性タンパク質や脂質の摂取が急速に増加しました（図4）。

　この数十年、生活習慣病が広く蔓延し、また美容意識の変化から、糖質・脂質などのエネルギー摂取量は減少してきていますが、一方で、肉や魚などの動物性タンパク質摂取は減る気配をみせておらず、高齢化による腎機能低下に忍び寄るリスクになっています。腎臓からすると、もともと長期にわたる穀物主体の低タンパク質負荷で済んでいたものが、明治時代には1日50g台のタンパク質負荷に増加し、そして現代の平均75gのタンパク質負荷となり、腎臓にとって厳しい時代を迎えることになりました。それでも寿命が延びなければ大きな問題になりませんでしたが、近年の長寿時代を迎え、加齢による腎機能低下により拍車がかかる時代となったことは、周知のことと思います。

# そもそも現代人はタンパク質をとりすぎている

　「現代はタンパク質不足」といわれていますが本当でしょうか？　現在、平均的な日本人は1日75g前後のタンパク質をとっていますが、現代の食事摂取量をもとに厚生労働省はタンパク質の1日推定平均必要量を男性では50g、女性では40gとしています[7]。これは普通に食事をしていればとれるであろう40～50gのタンパク質摂取を基準にしているにすぎません。太古の昔から人類は生き延びてきま

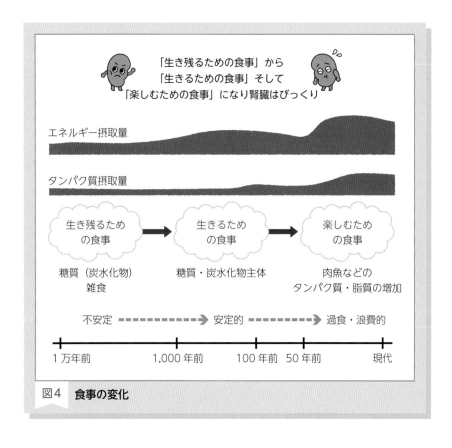

図4　食事の変化

したが、そのとき現代の私たちのように十二分のタンパク質をとってきたのでしょうか？　ほんの少し前の明治時代の農水省の統計[8]では、日本人は１日約54gのタンパク質で元気に過ごしていました。また戦国時代ではさらに低いタンパク質摂取量であったと推定されています。現代人と比べて、野山を駆け巡っていた戦国時代の人々とどちらが活動的であったでしょうか？　また、人類がもともと今ぐらい多くのタンパク質摂取を必要としていたならば、そもそも人類は現代まで生き延びることができたのでしょうか？　現代でもパプアニューギニア独立国の原住民はタロいもやバナナなどのおもに植物性の炭水化物しか摂取しませんが、立派な体格を維持しています。

　別の視点から、人類と近くほんの1,000万年前まで共通の先祖をもち、遺伝子的にも98％相同性があるマウンテンゴリラは、水分に富んだ果物や植物そして

ナッツ類が好物で、基本、肉などの動物性タンパク質は食べません。しかし筋肉隆々であることはご存じのとおりです。その秘密は、アミノ酸プールにあります。

　もともと**人類（ヒト）は食事で得るタンパク質より、体内で新たにつくられるタンパク質のほうが2.5倍多い**ことが知られています。ヒトは常に体内のタンパク質の原材料であるアミノ酸をためたアミノ酸プールから新しいタンパク質をつくり直しています。そしてタンパク質が多くない環境下では、各種酵素や時に腸内細菌を利用して植物食からアミノ酸を合成することができるだけでなく、今では植物に必須アミノ酸のほとんどが含まれていることもわかっています。そのためゴリラのように肉魚などのタンパク質摂取がなくとも、もしくは昔の禅僧の精進食のように肉魚がなくとも、タンパク質を十分に合成できることになります[9]。誤解のないようにいいますと、身体を構成するタンパク質はタンパク質を摂取してつくられるのではなく、食物に含まれるアミノ酸からつくられるもので、われわれが好んで食べる牛もその主食は、われわれの先祖が食べていたのと同じ「穀類と草」です。すなわち肉などのタンパク質摂取をしなくても、筋肉は十分に合成できるということです。

　さて別の見方をすると、そのため世間でいわれるほど私たちの身体は多量のタンパク質は必要としません。その理由は、**壊れたタンパク質の70％を再利用しているため、再利用できない1日25gのタンパク質を補えばよい**ことがわかっているからです。つまり、タンパク質制限をしても健康にはまったく障害がないことがわかります。ただし、ビタミンや微量元素などには十分に注意する必要はあります。

# ヒトはどれだけのタンパク質をとればよいのか？

## タンパク質は約25gを除いて、あとは腎臓から排泄

　太古の昔よりヒトのタンパク質摂取量は非常に不安定であり、いつも一定のタンパク質を摂取できるわけではないことは、みなさんにも容易に想像できると思います。少し考えても、現代の1日75gのタンパク質摂取が必要ならば、人類は

きっと滅びていたことでしょう。絶滅しなかったことには理由があります。標準的なヒトで体内の180gの筋肉を毎日分解して、同じ量の180gの筋肉を合成しています。この時点で、体内での合成タンパク質量は食事でのタンパク質摂取量を遥かに上回っています。これは食事にかかわらず体内の「アミノ酸プール」から、必要なアミノ酸を取り出してタンパク質を合成するためです。また、役割を終えたタンパク質を分解してアミノ酸プールに戻しています。筋肉とアミノ酸プールの間でタンパク質の材料であるアミノ酸が循環していると考えてください。そのため、大量のタンパク質摂取は必要なく、損失分を補うことだけで身体を維持できるというすばらしいエコシステムが備わっています。

それではどれだけの量が失われるかというと、皮膚が劣化した垢や毛髪や爪、腸管細胞の脱落などが失われる代表としてあげられます。いろいろな計算方法がありますが、1日約15gとされています。これにアミノ酸バランス不均衡のための補充分を加えて、1日23〜25g補えばよいことになります。ただし、エネルギー摂取量が足りない場合は、タンパク質はエネルギー源として燃焼してしまうため、その分を足すか、糖質・脂質などでエネルギー補充をすることになります。そのため、ヒトは適切なエネルギー摂取ができていれば、タンパク質摂取は1日約25gで問題ないことになり、人類が死に絶えなかった理由がわかるかと思います[9]。25g以上のタンパク質は、分解されて腎臓から排泄され、腎臓の負荷（図5）[10]になるため、腎臓機能が低下している場合、タンパク質制限をする必要があるのです。

## 仮に1食20g以上のタンパク質を摂取しても筋肉合成は頭打ち

ここまで、1日25gのタンパク質が摂取できればよいと説明しました。それでは1回の食事ではどれだけ食べればよいのか？ という疑問がわいてくると思います。また、タンパク質を1日の間でどのようにとればよいのか？ という疑問も合わせてわいてくると思います。その答えを研究結果より求めていきましょう。

2009年に、6人の若者に運動直後に特別な標識をした0〜40gの卵のタンパク質をとってもらい、4時間後にどれだけタンパク質合成がされたかを調べてみたところ、図6[11]のように、血液中の最重要タンパク質であるアルブミンと筋タ

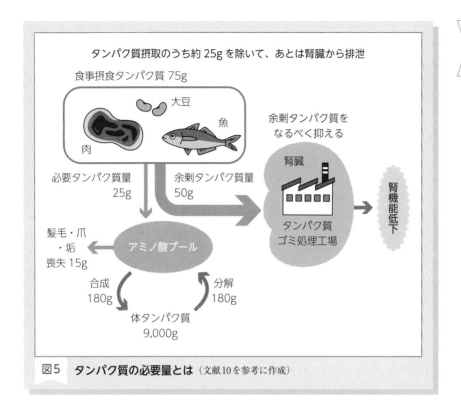

図5　**タンパク質の必要量とは**（文献10を参考に作成）

ンパク質の合成速度が、タンパク質摂取量20gでピークであることがわかりました。すなわち、1回の食事で20g以上のタンパク質をとってもそれ以上のタンパク質合成は望めない、もしくは必要がない（？）ということです。

# 日本人に適した無理のないタンパク質摂取量は？

　ここまででエネルギー不足にならない限り、身体に必要なタンパク質摂取量は1日25gでよいことをお伝えしました。第3章でくわしくお話ししますが、慢性腎臓病には、摂取エネルギーを維持しつつ、タンパク質を抑えることが望ましいことが知られています。管理栄養士のみなさんは、慢性腎臓病では低タンパク食が必要ということも耳にしているかと思います。そこで、現代の平均タンパク質

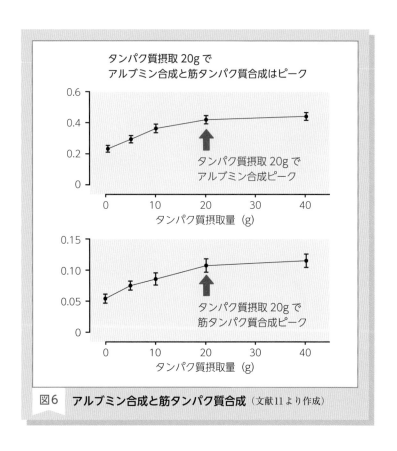

図6　**アルブミン合成と筋タンパク質合成**（文献11より作成）

摂取量1日70〜75gと必要タンパク質25gとの間でどのレベルが適切なのかが問題となります。

　慢性腎臓病患者の食事療法で重要なことは、制限量を多めにするだけでなく、持続可能なタンパク質制限食をしていくことです。そのためには、管理栄養士は低タンパク食の重要性を理解するだけでなく、患者のライフスタイルと腎臓病悪化防止を天秤にかけながら、納得できるタンパク質制限を継続してもらうこと、判断材料として正しい情報を伝えることが大切です。

## 明治時代の食事をすれば、まずまずの低タンパク食

　16ページで話したように、明治時代の日本人はタンパク質1日約50gで元気に過ごしていました。

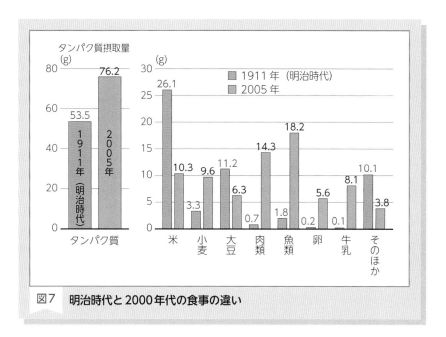

図7　明治時代と2000年代の食事の違い

　図7で示した1911年（明治時代）の農水省の『食料需要に関する基礎統計』[8]から、当時は想像していたように、肉類、卵、魚類、牛乳など現代ではありふれた食材があるわけでなく、代わりに少なくとも過去数百年間は続けていたであろう、米、大豆、そして雑穀が主体であり、おもに植物性由来のタンパク質をとっていました。これだけみても動物性タンパク質を現代のように多くとる必要性がないことがわかります。また、明治時代でもタンパク質摂取量は約50gであり、アミノ酸プールからのタンパク質合成をみても（19ページ）、これでも十分であったことは明白です。ですから、タンパク質50g食は栄養学的には何の問題もありません。また長い間、私たちの祖先がまったくの不自由なくこのタンパク質摂取量で暮らしていたことも確かですので、**タンパク質50g食までは、少なくともタンパク質制限食というよりも、むしろ長い時代にわたってヒトが適切に摂取していた、本来の標準食ともいえます。**すなわち現代の**タンパク質75g食は標準ではなく高タンパク食ともいえる**のです。

　また別の見方をすると、タンパク質の量だけでなく、現代は明治時代と比べて動物性タンパク質と脂質摂取が著しく増えています。わずか100年で長らく続い

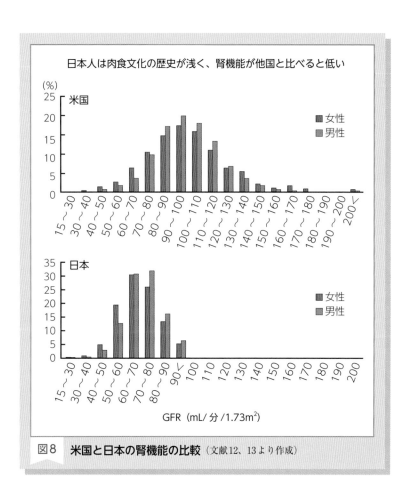

図8 米国と日本の腎機能の比較 (文献12、13より作成)

ていた日本人の食生活が変わり、まったく影響がないわけではありませんでした。いちばん大きな変化は、動物性タンパク質への対応です。北欧を起源とする欧米人は、気候的に寒冷なためベリーなどの果実や小麦などがあるものの、どうしても肉や魚などによる動物性タンパク質に依存せざるをえず、歴代の適応により昔から動物性タンパク質を処理する力があり、すなわちタンパク質摂取による腎機能への悪影響が少なく、この点で日本人より勝っていることがわかっています。

## 日本人は欧米人と比較して腎機能が弱い？

　図8 [12、13] は、横軸に腎機能（糸球体濾過量 [glomerular filtration rate；

GFR]）、縦軸に人々の構成割合を示したものです。米国人では、GFR 90〜100mL/分/1.73m$^2$ を中心に腎機能低めの人から高い人まで広く分布しています[12]。多くの人種で国民が構成されている米国という特殊事情から広範囲に広がっているものと思われます。一方、日本人では一見して腎機能が低いことがみてとれます[13]。この理由は単純で、長らく植物性タンパク質を主体に多量のタンパク質をとってこなかったため、とくに動物性タンパク質の消化吸収に対してまだ十分な「適応」がなく、日本人は現時点ではタンパク質の処理能力がまだ低いため、「腎機能が欧米人より弱い」ともいえるでしょう。このことより、ますます低タンパク食は腎臓病食というより、日本人にとっては「健康食」に近いものと思われます。これを聞くとがっかりされる方がいると思いますが、ヒトの適応力はたいへん強く、数世代をすぎるころにはタンパク質の処理能力は欧米化することが、過去の適応の歴史から容易に推定できます。

## 昔は食塩不足、今は？

　太古の昔、祖先をさかのぼること4億年前まで、人類の祖先は海の中にいました。そのため水分とあり余る食塩を中心としたミネラルに囲まれており、その点ではまったく不自由なく生きていたと思います。両生類から陸上に上がり、哺乳類となり陸上生活になると世界は一変します。周りには水分も食塩もなく、腎臓はこの保持と調整のため多大なる努力をして維持システム（レニン・アンジオテンシン・アルドステロン系：RAA系）をつくりあげました。人類を含めた哺乳類は食塩を効率よく再吸収し、血圧を維持するように進化してきました。

　近年まで食塩はたいへん重要で、アフリカなどの一部地域では食塩と同じ重さの金と交換していたほどですし、また広い地域で食塩はお金として通用していたため、サラリーマンのサラリーすなわち給与は食塩由来の言葉であることに疑いの余地がないほどです[14]。日本でも「敵に塩を送る」ということわざがあるほど食塩は貴重であり、身体としては食塩を保持するように長い年月をかけて進化してきました[15]。ところが文明の発展とともに食塩摂取量が増加し、腎臓は得意の食塩の再吸収ではなく、もっとも苦手な食塩の排出を行わざるをえない状況に陥

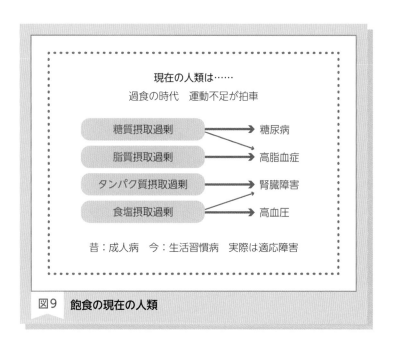

図9　飽食の現在の人類

っている人が多くいます。

# 飽食の結果みえてきたもの

　人類（ヒト）は気が遠くなるほど長い時間をかけ飢餓との戦いを制し、きわめて効率的なシステムを構築して、劣悪な環境下でも生存できるような身体になりました。やがて文明の発達に伴い飽食の時代を迎え、結果として倹約遺伝子の獲得などで飢餓に適応した人々ほど、逆説的に肥満そして糖尿病、脂質異常症（高脂血症）、高血圧、メタボリック症候群などのいわゆる生活習慣病に患わされる時代を迎えてしまったことになります[16、17]。ちなみに腎臓病でも、メタボリック症候群の範疇の病気があり、代表的なものは肥満関連腎症（いわゆる肥満腎症）があります（図9）。

　一般に肥満が腎臓におよぼす影響として、糸球体濾過量（GFR）の増加、腎血流の増加、それによる腎腫大が知られています。腎での処理量増加に比例して糸球

体の腫大が起こり、さらに糸球体内高血圧によって糸球体障害を起こし、結果として タンパク尿を伴う巣状分節性糸球体硬化症（focal segmental glomerular sclerosis；FSGS）に進展する腎障害が特徴です。当然初期は可逆性であり、生活習慣病であるともいえます。

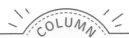

## 肥満関連腎症（肥満腎症）とは

　肥満に合併しやすい高血圧症、高脂血症、高尿酸血症、糖尿病による腎障害ではなく、おもに肥満そのものが原因でひき起こされた腎臓病。肥満の結果として、脂肪細胞増大に伴うアディポネクチン分泌低下やレプチン分泌亢進、インスリン抵抗性惹起などに加えて、肥満の原因としてのタンパク質を含む過食継続により過剰な腎糸球体濾過現象をひき起こす。結果として足細胞過剰伸展によるレニン・アンジオテンシン系亢進や巣状糸球体硬化病変が起こることなどにより、タンパク尿増加や腎機能障害を示す病態をいう。

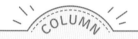

# アミノ酸はタンパク質からしかとれない？

　植物は窒素からすべてのアミノ酸をつくりだすことができます。ヒトはタンパク質をつくるためにアミノ酸が必要ですが、アミノ酸をつくることはできません。そのためどこからかアミノ酸を調達することになります。植物にはすべてのアミノ酸が含まれており、理論上は植物食で十分ということになります。実際、人間と遺伝子構造がよく似ているゴリラは、基本的に果物や葉類などの植物食ですが、そこに含まれるアミノ酸量は十分で、筋肉隆々の身体を植物食のみで維持できてます。

　ヒトではどうでしょうか？ ヒトに進化する過程のあるときまでは、体内ですべてのアミノ酸を合成できていた時期があったとされます。ヒトが雑食になった理由はアミノ酸の合成効率の違いです。**必須アミノ酸は生成過程が長く、つくりだすのに非常に多くのエネルギーがかかるため、エネルギー効率を増す進化の過程（効率化）で10種類の必須アミノ酸の合成酵素を一気に失いました。**エネルギーを大量に使用する系をだんだん使わなくなり退化消失していき、結果としてエネルギー効率がよいかたちに「進化」したのですが、効率向上のために必須アミノ酸の体内合成を切り捨てたともいえます。その効率と引き替えに必須アミノ酸を摂取する必要が生まれましたが、非必須アミノ酸もけっしてエネルギー効率がよいわけではありません。アミノ酸を外から取り入れる、つまりタンパク質を食べて消化して、アミノ酸を取り出すことがいちばん効率がよいため、タンパク質が含まれる食物を摂取するようになりました。

　一方で、タンパク質はエネルギー的には非常に効率の悪い栄養素です。3大栄養素で同じエネルギーの食物を摂取したときに、消化などのために代謝や熱産生で失われるエネルギーの割合が、脂肪では6〜14％、炭水化物では6％なのに対し、タンパク質では30％です。たとえば100kcalのタンパク質を摂取したとしても、そのうちの30％は燃焼してエネルギー喪失になるばかりでなく代謝産物はゴミとなり消えていきます。また、タンパク質の多量摂取で腎毒性が出ることと、食品のタンパク質含有割合が大きいほど、食欲は急激に抑制されます。そのためタンパク質摂取量は、必須アミノ酸を補えるほどほどの量でよいことになります。

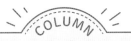

# 昔の人はコメ主体の植物食でも健脚！

「明治の人は現代人より粗食に耐えてよく働いた」といわれます。古くは1582（天正10）年、羽柴秀吉は本能寺の変を知り、速やかに毛利と和睦し、京に向けて全軍を取って返す、いわゆる「中国大返し」が知られています。当時の記録には一昼夜かけて、全軍が備中高松城から拠点である姫路城までの約80kmを6月6日午後から約2日間で、行軍したとされています。現代の検証の結果、多少誇張があったにせよ、重い甲冑を着けてフルマラソン2回分を大勢で移動できたことを「記せた」ことは、当時の認識として、一般的な脚力はかなりのものであったと推測できます。

時を明治に移し、黎明期の東京大学医学部で教鞭を執り、「日本の近代医学の父」と称されるベルツらが日光見物で乗った人力車2台は、早朝上野を出発して日光街道をひた走り、110kmを14.5時間で、日光に到着できたといいます（ベルツの日記［日本版 岩波文庫］より）。ベルツは日本人車夫の持久力にたいへん驚いたことから、肉食と当時の日本古来の植物食の比較研究を行った結果、ベルリンの学会と日本の雑誌に「肉食より植物性食品のほうが、持久力維持には有効である」と結論を下し、報告しました[18]。

今では、この方法は「カーボローディング」として知られており、体内に糖質（炭水化物）を溜め込むことによって筋肉が力を出せる時間を長くするための方法として、現代スポーツ医学の世界で応用されています。

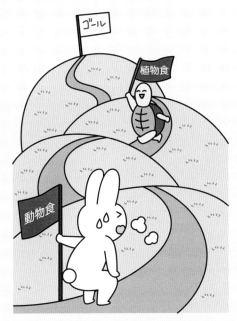

必要以上の動物食は内臓や身体の負担となる
持続力をつけるのは、米・炭水化物食

## 引用・参考文献

1） Sockol, MD. et al. Chimpanzee locomotor energetics and the origin of human bipedalism. Proc. Natl. Acad. Sci. U S A. 104（30）, 2007, 12265-9.

2） 門脇孝. 日本人の糖尿病の遺伝素因・分子病態の解明とオーダーメイド治療. 日本医学会特別シンポジウム. 3rd, 2001, 41-51.

3） 李廷秀. $\beta_3$アドレナリン受容体遺伝子多型. 日本臨牀. 59（増刊号3）, 2001, 785-9.

4） Abe-Ouchi, A. et al. Insolation-driven 100,000-year glacial cycles and hysteresis of ice-sheet volume. Nature. 500（7461）, 2013, 190-3.

5） Yoshida, T. et al. Mutation of beta 3-adrenergic-receptor gene and response to treatment of obesity. Lancet. 346（8987）, 1995, 1433-4.

6） Kogure, A. et al. Synergic effect of polymorphisms in uncoupling protein 1 and beta 3-adrenergic receptor genes on weight loss in obese Japanese. Diabetologia. 41（11）, 1998, 1399.

7） 厚生労働省. 日本人の食事摂取基準（2020年版）の概要. (https://www.mhlw.go.jp/content/10904750/000586553.pdf, 2022年10月閲覧).

8） 農林水産省. 食料需要に関する基礎統計. (http://www.library-archive.maff.go.jp/index/400197968_0001, 2022年10月閲覧).

9） ハーヴィー・ダイアモンドほか. フィット・フォー・ライフ：健康長寿には「不滅の原則」があった！松田麻美子訳・補遺. 東京, グスコー出版, 2006, 560p.

10） 岩崎滋樹. "どの食事が腎臓の負担になるのか？". 図解 腎臓病をよく知りともに闘っていく本：腎臓病治療30年以上の専門医だから伝えられる治療に直結する腎臓病の真実. 東京, 桜の花出版, 2018, 130-1.

11） Moore, DR. et al. Ingested protein dose response of muscle and albumin protein synthesis after resistance exercise in young men. Am. J. Clin. Nutr. 89（1）, 2009, 161-8.

12） Coresh, J. et al. Prevalence of chronic kidney disease and decreased kidney function in the adult US population : Third National Health and Nutrition Examination Survey. Am. J. Kidney Dis. 41（1）, 2003, 1-12.

13） 日本腎臓病学会慢性腎臓病対策小委員会. 2005年発表会資料.

14） Bloch, D. Salt and The Evolution of money : part Ⅲ : The Original Reserve Currency and a Modern social credit system. Review of the International Commission for the History of Salt. 7, 1999.

15） 岩崎滋樹. "効率よく血圧を上げるシステム". 前掲書10). 135.

16） Weisinger, JR. et al. The nephrotic syndrome : a complication of massive obesity. Ann. Intern. Med. 81（4）, 1974, 440-7.

17） 野畑宏信ほか. 肥満関連腎症. 医学のあゆみ. 249（9）, 2014, 796-800.

18） Balz, EV. 植物食ノ多衆榮養ト其堪能平均ト二就キテ. 中外医事新報. 516, 1901, 1247.

# 第 2 章

## 進化からみた
## 腎臓の機能と症状

　私たちの腎臓はすべての臓器の中でもっとも複雑かつ
精細な能力をもっています。そして腎臓は想像する以上
の力（パワー）で私たちの体内環境を維持して生命をつ
なぐことに貢献してます。腎臓は、基本的な能力、すな
わち老廃物を排泄する能力だけではなく、どのような環
境変化が生じても体内環境を維持できる能力を段階的に
獲得してきました。本章では、これらの進化の過程を供
覧しながら腎臓の機能をわかりやすく解説します。本章
を理解していただければ、腎機能障害が残念ながら生じ
た場合でも、これからどのような症状がどのように出現
してくるかもよくわかると思います。

# 腎臓の機能は老廃物の排泄だけじゃない！

　みなさんは腎臓の機能をどれだけ知っていますか？ 腎臓は私たちが想像する以上のはたらきをしています（図1）。ここで驚くべき腎臓のはたらきのおもなものから示します。ぜひ患者に伝えてください。

　ヒトには五臓六腑といわれる、腎、心、肝、肺、脾などの臓器がありますが、いずれも欠かすことができない役割をもっています。多くの臓器は一つの大きな目的があってそれを行うためにあります。たとえば心臓は血液を身体中に循環するため、また肺は体外から酸素を取り込み、いわゆる「呼吸」をするためです。一方で腎臓はどうでしょうか？ もちろん腎臓の最大の存在理由は「老廃物」を体外に排出するためですが、もう一つの大きな理由は、適切な生命維持のため周り

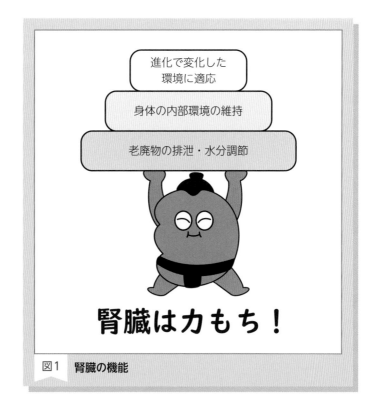

| 図1 | 腎臓の機能 |

腎臓の機能の主体は以下の3点

❶ 「老廃物」を体外に排出し、かつ水分を失わないように調節する。

❷ 電解質（ナトリウム、カリウム、カルシウムなど）や酸塩基平衡
（身体を弱アルカリに保つ）など、身体の内部環境を維持する。

❸ 進化によって変化した環境に適応する。

**図2　腎臓の機能のおもな役割**

の環境や体内状況が変わってもなるべく身体の内部環境を維持していくことです。
そして残りは進化によって変化した環境に適応することです（図2）。

# 進化で獲得した腎臓の機能

　昔、太古の海の中で生物は生まれました。私たちの身体の血液などの細胞外液
の組成は生命が誕生したころの太古の海水の組成と同じと考えられており、生命
誕生の記憶を現在に至るまで体内にとどめています。その後、海水は次第に蒸発
していき徐々に海水塩分濃度が濃くなってきて、現在は体内の濃度よりだいぶ濃
く塩辛くなっています。生物が太古の海に棲息していたときは、外部の海水と細
胞外液は同じ組成のため、太古の海水を飲んでそのまま尿として出して何の問題
もありませんでした。

　しかし約4億年前、生物は両生類としてついに陸に上がってきました。進化の
過程で海を離れるのに30億年以上もかかっています。そこから哺乳類まで2億
年、ヒトまでさらに2億年です。水分と塩を体内に保持して、かつ今までどおり
細胞外液の組成は太古の海と同じに保つ必要がありました。このため身体の外側
を皮膚で覆って水分の喪失を防ぎ、水分・食塩をため込みつつ、腎臓で水分・食

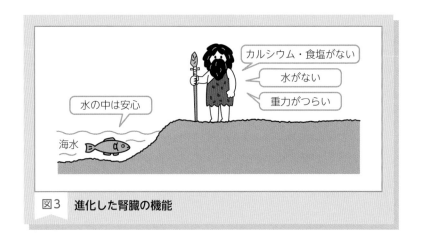

図3 進化した腎臓の機能

塩などの濃度調節をするようになりました。そのため今でも太古の海の環境を私たちは体内で維持しています（図3）。

　この海から陸への環境の変化は想像以上に劇的な変化でした。陸へ上がるということは生物にとっては、生きることがより厳しい環境になるわけで、まず空気の存在です。そこから酸素を取り入れるため肺が進化しました。そして、海水中ではカルシウムと水が豊富ですが、陸上では逆にカルシウムと水が欠乏する状況が生まれました。ここでは、「太古の海」と同じ環境にするために進化した腎臓が大きな役割を担っています（図4）。

## 腎臓の適応

　生命は原始の海の中で誕生し、新天地を求める過程で陸に上がり、そこから哺乳類を経て人類（ヒト）まで進化しました。この海から陸への環境の変化は想像以上の変化でしたが、体内を「太古の海」と同じ環境にするために腎臓が大きな役割を担いました。腎臓の第1の機能を老廃物の排泄とするならば、第2の腎臓の機能は太古の昔からの変わらぬ体内環境の維持となります。そして腎臓の第3の機能は、陸に上がり、水・ミネラル不足と重力に適応していったこととなります（図5）。

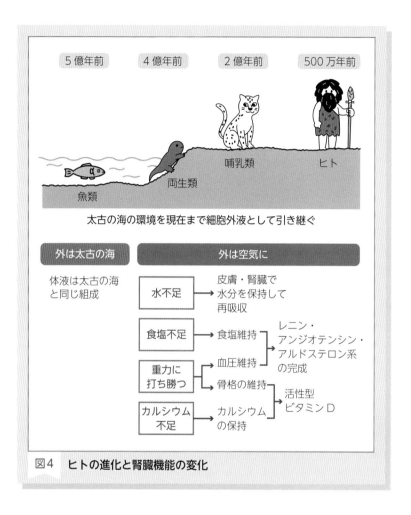

図4　**ヒトの進化と腎臓機能の変化**

## 陸の上は水不足

　太古の海中では、当然水分はあり余っており、老廃物とともにどれほど垂れ流してもいくらでも補充が可能です。その後いったん陸に上がると、老廃物とともに水分をどんどん垂れ流していては、それこそ干上がってしまうため、まず体表面から水分を逃がさないようにしただけではなく、水分排泄量を極力減らせるように尿中の水分を効率よく再吸収して、濃い尿をつくれるようになりました。

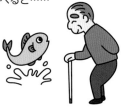

```
「太古の海」と「陸上」の環境を比べると……

  1. 水不足
  2. 食塩不足
  3. カルシウム不足
  4. 重力の出現
```

図5　太古の海と陸上の環境変化

## 陸の上は食塩不足

　太古の海では豊富にあった食塩ですが、陸に上がれば、周りは空気ですので当然食塩はありません。このため食塩をきわめて効率よく再吸収するシステムができました。つまり、レニン・アンジオテンシン・アルドステロン系（RAA系）が完成したのです。また、腎臓は体内の環境を太古の海と変わらない組成で維持することより、さまざまな複雑な代謝システムを維持させることに成功しています。

## 陸の上はカルシウム不足

　太古の海の中には潤沢にあったカルシウムですが、陸に上がれば当然欠乏します。そのため腎臓は皮膚、肝臓と協力して活性を高めたビタミンDをつくりだし、腸管から効率よく吸収して体内に保存するシステムをつくり上げました。

　ビタミンDは食物中にも含まれていますが、おもに皮膚に紫外線を受けることでプロビタミン$D_3$となり、数日でビタミン$D_3$となります。そして肝臓にて水酸化され25（OH）$D_3$となり、腎臓にて活性型ビタミン$D_3$である1,25（OH）$_2D_3$となります。この活性型ビタミン$D_3$は、小腸で腸管からのカルシウム吸収を促進し、腎臓では尿からのカルシウム再吸収を促進させて、カルシウムバランスをプラスにしていきます。また骨に作用して骨代謝を促進させます（図6）。このようにして大気に不足しているカルシウムを効率よく吸収して体内バランスを維持するようにしています。

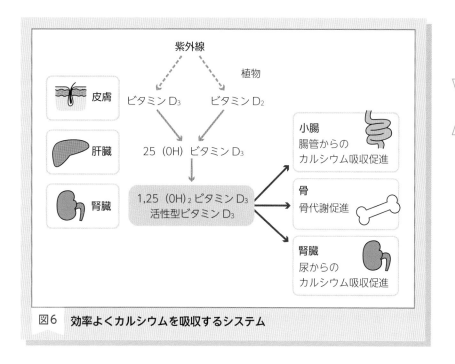

**図6　効率よくカルシウムを吸収するシステム**

## 重力に耐える身体づくり

　太古の海の中と違い、大気の中では重力の影響を強く受けます。そして丈夫な骨格をつくることで重力に対抗します。その骨格の基本材料としてカルシウムをためていき、そのうえで骨をカルシウムの貯蔵庫としても利用していきます。

　また、地表から高くなった頭へ重力に逆らって血液を送り込むため、血圧を上昇させます。血圧は、動物の心臓から頭の高さまで血液を上げるために、動物固有の血圧が決まっていきます（97ページ）。この血圧上昇のためRAA系を利用して、体液量増加を伴う適正な塩分濃度維持と血圧を適正レベルまで上昇させます（図7）。

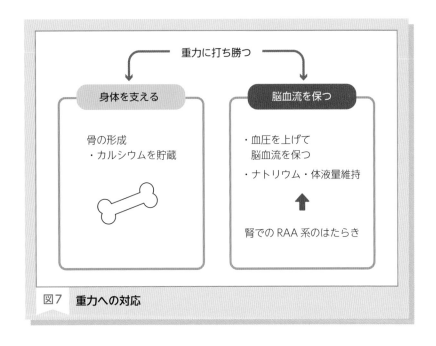

図7　重力への対応

# 腎臓での赤血球産生の調節

　腎臓の進化に伴う環境変化に対応していったもののなかで、腎臓での赤血球産生の調節がいちばんわかりづらいと思います。

　まず太古の海の中、魚類の赤血球産生はシンプルにすべて腎臓で調節して腎臓で産生していました。それが陸上に上がり両生類になったとき、腎臓は複雑化して腎臓の空きスペースがなくなり、赤血球の産生場所を求めて肝臓や脾臓に引っ越しました。さらに哺乳類となったときに、重力に対抗してできた骨格ですが、丈夫で軽くするため進化の過程で骨の中を中空にする必要ができました。その空きスペースを血液系の産生基地にしていったと思われます（図8）。その名残で今でも大量出血や骨髄の機能が抑制された状態では再び肝臓や脾臓での造血が行われることがあります（髄外造血）。

36

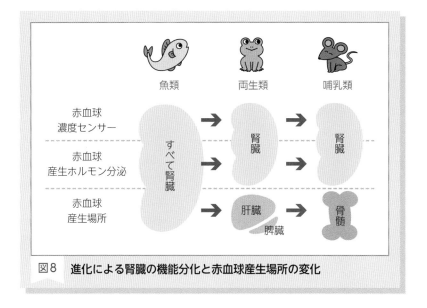

**図8　進化による腎臓の機能分化と赤血球産生場所の変化**

# 腎性貧血とエリスロポエチン産生細胞

　太古より腎臓で赤血球の産生調節がなされています。その大きな理由としては、進化に伴い、さまざまな動物によって適正な赤血球濃度が異なっていることが知られていますが、なぜ腎臓が主体なのでしょうか？ 一つの理由は多くの血液が流れ込むことで調整誤差が少なくなることです。しかし最大の理由は、腎臓はエネルギー消費が非常に多い組織であり、腎臓は酸素欠乏に陥りやすい組織であることから腎臓がもっとも合理的であることになります。

　さてそれでは、腎臓のどこで造血因子（エリスロポエチン）が産生されているのでしょうか？ 近位尿細管と腎糸球体輸出細動脈の近くに、線維芽細胞様の腎エリスロポエチン産生細胞（REP細胞）があります。REP細胞周囲はほかの組織に比べて酸素供給量が少なく、酸素消費量が多いことから、個体への酸素供給量の減少をもっとも鋭敏に感知できる部位であると考えられています。REP細胞は、線維芽細胞に起源をもち、腎不全になり、血流が変化したり、環境が変わると次第に線維芽細胞に変成していき、エリスロポエチンを産生する能力が低下します。

37

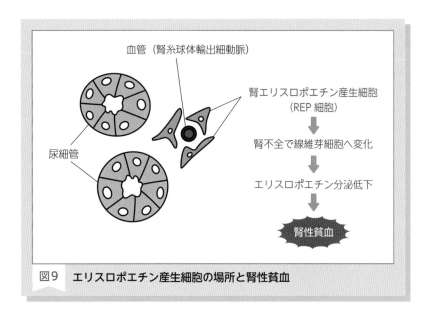

図9　エリスロポエチン産生細胞の場所と腎性貧血

これが進行すると腎性貧血となります（図9）。

# 腎不全になるとどうなるの？

　腎臓が悪くなっていくと腎臓の機能（図10）[1]が少しずつ障害されていきます。原則少しずつ機能が低下するため、当初は何となく調子が悪い、身体がさびついてくるような機能低下が主体のため老化と混同しがちです。しかし、着実に腎臓の機能は低下して、最後には末期腎不全となり、腎移植や透析をしないと生きていけなくなります。腎臓が悪くなるに従って、基本的に後から獲得した付加的機能から失われていき、最後に本来の老廃物の排泄や水分調節の低下により腎臓の終末期である末期腎不全を迎えます。

## 腎不全とは？

　「□□不全」という言葉をよく耳にしますが、この□□の部分に、肝臓の肝、心臓の心、腎臓の腎などをあてはめると、肝不全、心不全、腎不全となり、よく聞

腎臓の機能

1. 老廃物の排泄

2. 水分（体液量）の調節

3. 電解質（ナトリウム、カリウム、カルシウム、リンなど）の調節

4. 酸性・アルカリ性の調節

5. 血圧の調節

6. カルシウム代謝（ビタミン D の活性化）

7. 赤血球の生成（エリスロポエチン産生）

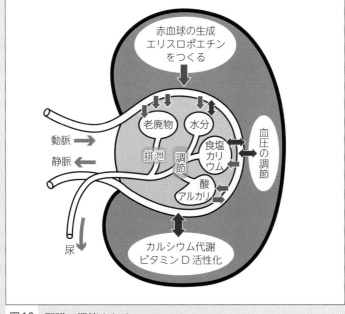

図10　腎臓の機能まとめ（文献1を参考に作成）

く言葉になります。「□□不全」は□□の臓器の機能が著しく低下して各種臓器の本来の機能が果たせなくなった状態をいいます。

　ですから腎不全は、腎臓の機能が低下して、腎臓本来の機能が果たせなくなっ

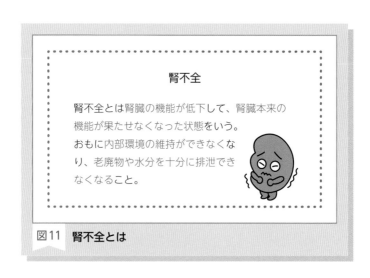

腎不全

腎不全とは腎臓の機能が低下して、腎臓本来の機能が果たせなくなった状態をいう。
おもに内部環境の維持ができなくなり、老廃物や水分を十分に排泄できなくなること。

図11　腎不全とは

た状態です。さまざまな原因で腎不全になりますが、腎臓病や腎臓に影響する病気などにより最終的に腎臓の機能が低下した状態と考えてください（図11）。

## 腎不全（慢性腎臓病）の症状

　では、「腎不全」の症状とは何でしょうか？ これまで話してきた腎臓の機能が、段階的に低下してきたものが腎不全の症状になります。腎臓の機能を「老廃物の排泄と水分調節」「身体の内部環境の維持」「進化で獲得した腎臓の機能」の3つに大別して、時計の12時（0時）から時計回りに、進化とともに獲得した機能を順に並べています（図12）。そこで示された腎臓の機能が失われていくごとに、たとえば、多尿、高血圧、腎性貧血、骨粗鬆症（骨代謝異常）、身体の酸性化（アシドーシス）、ナトリウム、カリウムなどの電解質異常、乏尿、むくみ、嘔気・嘔吐、そのほか尿毒症状が出現してきます。すなわち腎臓の機能を知れば、わざわざ慢性腎不全（慢性腎臓病）の症状を覚えなくてもよいことになります。それでは、各々の症状はどの順番で出てくるのでしょうか？

　あとから話す一つを除いて、進化で獲得してきた機能のおおよそ逆の順番で機能が失われていくことが多いです。病気の種類や食生活、薬の投与状況などにより異なりますが、10時の夜間多尿・頻尿を除いて、9時の症状から時計の逆回りで0時に向かって、同時もしくはやや前後して症状が出現していく可能性が高い

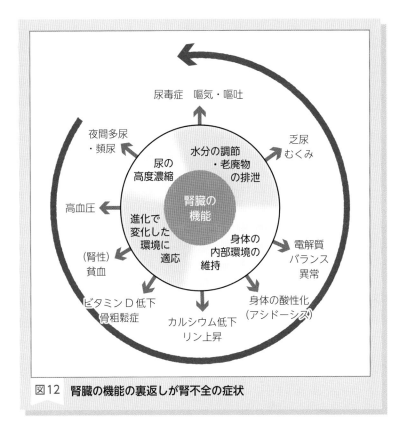

**図12　腎臓の機能の裏返しが腎不全の症状**

です。想定より早く症状が出現した場合は、病気の種類や食生活、薬の投与状況が影響しますので注意して患者の聞きとりをしてください。

　一つを除いてと話しましたが、その症状は腎臓の濃縮力障害が起こることによる「夜間尿を含む多尿・頻尿」です。比較的腎機能が保たれているときから生じるため、高齢者は夜間に排尿のために目を覚ます人が多いと思いますが、それはすでに腎機能障害の初期症状の一つです。

# 腎不全により身体はさびついた機械のようになる

## 腎臓の機能：老廃物の排出と水分の調整

　腎臓の機能の第1は「老廃物」を体外に排出し、かつ水分を失わないように調節することです。最初に、濃い尿がつくれなくなり（尿が薄くなる）、老廃物を出すために尿が多くなるという話をしました。このように薄い尿でも多く出すことによって、身体の老廃物を外に出せているうちは、血清クレアチニン値などの腎機能検査は悪化せず、一見腎機能は正常にみえます。この時期を「代償期」といいます。

　その後、いくら尿を出しても身体に老廃物が残る状態となる時期を「非代償期」といい、腎機能が悪化しはじめます。

　この後、徐々に腎機能が悪化していくと、尿量や老廃物の排泄が少なくなり、尿毒症期といわれる「腎不全」の状態となります。尿毒症期は老廃物がたまることにより、体内の環境が悪化することになります。そして老廃物がたまったり、身体が酸性化したり、電解質バランスがくずれていろいろな機能がスムーズに動かなくなります。そうすると「油の切れた機械」のようにぎくしゃくしはじめて、最後には、透析をしない限り生命の危機となります。

## 腎臓の機能：電解質や酸塩基平衡などの維持

　腎臓の機能の第2は、電解質（ナトリウム、カリウム、カルシウムなど）や酸塩基平衡（身体を弱アルカリに保つ）などの身体の内部環境の維持です。腎臓は内部の環境を太古の海と同等の環境にするために調整していると話しましたが、逆にいうと、身体の細胞は、何億年前から同じ環境で最高のパフォーマンスをするように調整されています。そのバランスがくずれてくると、どこがどうでなく、さびついてきた機械のように少しずつ機能が低下します。急に手が動かなくなるとか足が動かなくなるとかでなく、何となく調子が悪いということになります。電解質や酸塩基平衡などの身体の内部環境を維持しない限り、身体のさまざまな酵素などを含めて正常に動かなくなります。

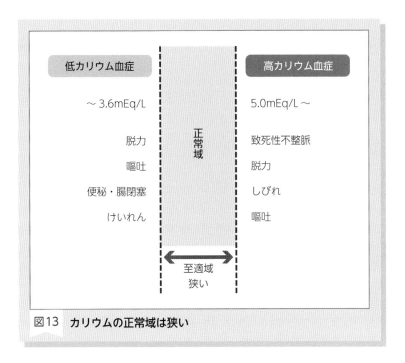

図13　カリウムの正常域は狭い

## カリウムは特別に危険！ 高カリウム血症の症状は？

　ただし、一点、カリウムだけは特別な注意が必要です。末期の腎不全になっても、透析をすれば命は永らえることができますが、カリウムが急に高くなると「万一の急死」の可能性があります。その理由は、カリウムの適正範囲がきわめて狭く、本来微妙な調節が必要ということに起因しています（図13）。

　もちろん個人差はありますが、カリウムは容易に危険域まで上昇して心筋に作用し、不整脈とくに致死性の不整脈を誘発します。このため、カリウムを制限する栄養指導は当然として、生活指導や教育を行う一方で、高カリウム血症を悪化させる「代謝性アシドーシス」（体液が酸性化していること）などを改善させる治療を行う必要があります。

# 適切な内部環境に合わせられない＝腎不全

腎不全とは適切な内部環境に合わせられなくなることです。腎臓の機能の第3は以下の3つです。

## 血圧の調整

腎臓は、RAA系の調節障害と体液貯留などにより、高血圧を高頻度に合併します。そのため早期から降圧療法や利尿薬などの治療が必要になることが多いです。さらに3種類以上の降圧薬服用でも十分に至適域に下がらない治療抵抗性高血圧症という領域になるケースがかなり多いです。

## カルシウム代謝

腎臓でのビタミンDの活性化が十分にできなくなり、骨代謝が行えなくなります。そのほか、本来の腎臓の機能とは異なりますが、腎不全の状態が継続すると、低下したカルシウムを増加させるために、副甲状腺から副甲状腺ホルモン（parathyroid hormone；PTH）を分泌させ、骨からカルシウムを動員する（奪いとる）ため、最初、血清カルシウムはおおむね改善されますが、骨からカルシウムが抜きとられるため、体内の骨がスカスカとなり、いわゆる骨粗鬆症になります。別名、腎性骨異栄養症（透析骨症）といいます。

## 赤血球の生成

腎臓からエリスロポエチンという骨髄に作用して赤血球を産生するホルモンが分泌されますが、腎不全になるとこの機能が失われ、貧血となります。このことを腎性貧血といいます。現在ではエリスロポエチンは合成されており、また長時間効くように改良されているため、しっかり管理できれば、かなり末期腎不全になるまでひどい貧血にならずにすむようになっています。また2019年からはHIF-PH阻害薬が上市され、注射ではなく経口薬で、内因性エリスロポエチンを刺激して貧血を改善できるようになりました。炎症があったり、鉄の有効利用ができない環境下などでも有効性が認められており、今後が期待される薬剤です。

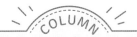

# 高齢者は夜中にトイレに起きることが多い？

　腎臓は老廃物を体外に排出し、かつ水分を失わないように調節していますが、腎機能が3割ほど落ちたらどうなるでしょうか？　検査値が3割悪くなるでしょうか？　実際は、血清クレアチニンなどの腎機能検査では、低下していることがよくわからないレベルです。しかし、変わるものがあります。腎臓には予備力があり、腎機能が3割落ちても、腎臓が3割がんばれば、残った老廃物は正常と同じ量に減少するため、見かけ上の腎機能はほぼ変わりませんが、濃い尿を出す力が失われます。同じ量の老廃物を外に出すためには、薄い尿を多く出す必要があります。そうすると、のどが乾きますが、徐々に変わっていくため患者はその症状に気づきません。しかし、尿量が多くなると夜間に膀胱がいっぱいになり、排尿のために夜中に起きるようになります。

　患者からは「昼より夜のほうがおしっこの回数が多い」とよく聞きます。理由は、腎臓は「大飯食らい」でエネルギーである血液を多く必要とする臓器だからです。とくに尿を濃くする濃縮に多くのエネルギーが必要です。腎臓には1日1,500Lの血液が流れ、150Lもの原尿を濃くして1.5Lにまで調整します。この過程で莫大なエネルギーを必要とします。そのエネルギー源は腎臓では酸素であり、効率よく老廃物を濃くするために多くの血液量が必要です。必要なエネルギーが得られないと尿を濃くできないため、必然的に薄い尿を多く出すようになります。また、昼間は頭、胃腸、筋肉などがエネルギーを必要とするため、腎臓が弱ってくると、限られた血液量から効率よく尿を生成することがむずかしくなり、夜に持ち越します。睡眠中はほかの臓器も多くの血液を必要としないため、腎臓が血液を独り占めして、毒素を外に出そうとします。ですから、夜中の多尿は、腎臓が健気にがんばっている証拠です。「寝る前に水を飲まない」という患者もいますが、水を飲まなくても尿を出そうとしますし、水を飲まないと結果的に夜間の脱水になり危険です。また、明らかに腎機能が低下していなくても、加齢の影響で腎機能は低下します。

濃い尿1杯　　薄い尿2杯

 ≒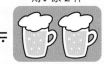

腎機能が落ちると、尿を濃くする力が最初に失われ、薄い尿になる。そうすると夜間を含めて尿の量（回数）を増やさない限り、尿毒素がたまっていく。

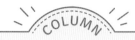

# 夜中にトイレに起きることを減らすには？

　腎臓が健気にがんばっているため、基本的には妨げないほうがよいのですが、何も方法がないわけではありません。水分負荷をどのように減らすかが問題です。結論からいうと「減塩」がいちばん効果があります。水分のみ制限しても老廃物がたまり、よくありません。減塩をすると水分をため込む力が弱くなり、昼間のうちから尿量を増やせるため、結果として夜間の尿量を減らすことができます。

　体内のナトリウムを排泄するために、夜間高血圧、早朝高血圧になります。減塩は、この夜間高血圧、早朝高血圧を改善させる効果もあります。患者には水分を飲まないようにするのではなく、減塩することをすすめてください。

引用・参考文献

1)　岩崎滋樹. "腎臓のすばらしい機能のまとめ". 図解 腎臓病をよく知りともに闘っていく本：腎臓病治療30年以上の専門医だから伝えられる治療に直結する腎臓病の真実. 東京, 桜の花出版, 2018, 102.

# 第 3 章

# 腎臓病
# 食事療法の原則

　本章では腎臓病食事療法の原則を学んでいきます。そして来る第4章以降で学ぶ栄養指導の基本となります。さまざまな患者のライフスタイルや考え方、価値観に対応できる応用力のある栄養指導ができるようになりますので、しっかりと理解していきましょう。

　以下、原則に準じて話をすすめていきます。

　原則1：太らないこと、痩せすぎないこと

　原則2：原則1を堅持したうえでできるだけタンパク質の摂取を控える

　原則3：原則1、2を堅持したうえで食塩（塩分）を制限する

　原則4：状況によりカリウム制限を行う

　原則5：高リン血症も低タンパク食にて基本的に改善する

# 原則1：太らないこと、痩せすぎないこと

　**食事療法で何よりも重要なことは、体重を変えないこと**です。つまり「**体重増加はもってのほか、でも痩せすぎはもっとよくない**」のです。何をいまさら当たり前なことをいうのだと感じるかと思いますが、まずこの当たり前なことがたいへん重要なのです。

## ▍太らないこと

　まず太らないということについてお話しします。ただし、現在成長期の患者、若年層の患者、おまけして20歳代前半までの患者、とくに痩せている患者は条件つきで、ある程度太っていくことは容認できるため、患者の状態をよくみて判断しましょう。

　腎臓病患者は壮年から老年、もしくは晩年の方が主体であると思います。すでに成長を終えている壮年期以降の方は、現在のパフォーマンスを維持し「いきもの」としての機能を落とさないようにすることが最大の主題です。この時期に過剰なタンパク質を含む過剰なエネルギー摂取をすると、太るだけでなく、高血糖、高コレステロール血症、高尿酸血症、血圧上昇、腎機能障害が起こることは容易に理解できると思います。このような過食を継続していくと、加齢による新陳代謝の低下や普段からの運動不足が加味されて、糖尿病、脂質異常症、痛風、高血圧症、慢性腎臓病など、いわゆる生活習慣病につながっていきます。とくに過剰なタンパク質摂取で腎臓に負荷を与えて、腎臓を傷めることにより慢性腎臓病に進展するため、過剰エネルギー摂取、過剰食塩（塩分）摂取を控えるとともに、過剰タンパク質摂取を控えるべきです。

　糖尿病、高血圧、脂質異常症、慢性腎臓病などで、さまざまな食事療法が行われていますが、生命を維持する以上の過剰エネルギーや過剰食塩（塩分）、過剰タンパク質摂取は、厳しい言い方になりますが、食事療法以前の問題で、「いきもの：生物」としては控えるべきです。また、別の見方をすると世の中の大多数の人は体重が変わっていないのですから、過食による体重増加をしないようにすることは、食事療法の基本中の基本です。そのため、まず実施することは体重増加

を避ける努力です。体重増加には、運動不足やむくみの発生など種々の要因がありますが、**むくみによる体重増加分を割り引けば、過食が基本にない限り体重増加は原則起こりません。**

　過食（体重増加）は当然、慢性腎臓病の悪化のみならず高タンパク質食や摂取過多による高血糖、糖尿病の増悪、そして高塩分による高血圧などをひき起こすため、重大な悪化要因になることは理解できるかと思います。そのため**第一に実行すること、つまり患者に伝えるべきことは、体重を増やさないこと**です。

## 痩せすぎないこと

　今度は逆にエネルギー不足による痩せについてです。お気づきのように「痩せ（体重減少）」は、ゆっくりとした適切な範囲であれば、余分なエネルギーや体脂肪が燃焼するだけですので、まったく問題がないばかりか、腎機能にもよい影響を与えます。しかしながら、一定範囲を超えるエネルギー不足による急速な体の痩せは、体脂肪の燃焼だけではなく、骨格筋などの燃焼（崩壊）につながります。その結果として有用な体の筋肉などの崩壊だけに留まらず、筋肉が燃焼されて出てくる有害な窒素化合物が体内で発生するため100％吸収（内在）されて深刻な腎機能障害をひき起こします。過食は当然ですが、**どんどん痩せていくようなエネルギー不足は腎機能の悪化をもたらすため、絶対に避けるべきこと**です。

## 体重測定のススメ

　これらをまとめると、太っていくこと、そしてどんどん痩せていくことは、いきものとしてはなるべく避けたいものです。いわゆる栄養指導のなかで「**太らず痩せず**」ということは当たり前すぎて忘れがちですが、**たいへん重要なこととして肝に命じて伝えてください。**肥満や痩せの方がゆっくりとした調整のなかで適正体重に向かうようにすることは悪いことではありませんので、患者の適正体重を確認してすすめてください。

　実際、どのように体重管理をしていくかは種々の方法がありますが、患者には、週に最低2回決まった日に体重測定をして、体重が太っていく方向なのか、痩せていく方向なのか見極めて、全体の食事量をコントロールするように指導しましょう。そして**体重が増えていくようであれば、食事摂取エネルギー量が多いば**

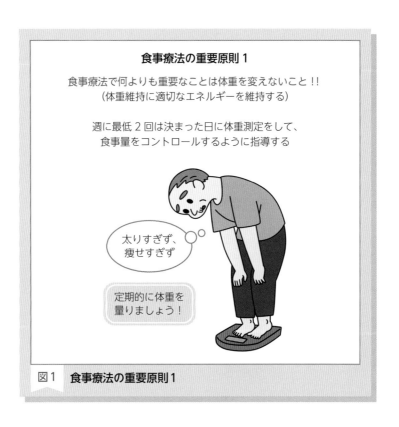

**図1　食事療法の重要原則 1**

かりでなく、**必ずタンパク質摂取と食塩摂取が増えている**と考えます。もちろん病気、そのほかの理由で急に痩せてしまった人は別です。体の筋肉をつけていくために、減ってしまった体重をゆっくりと月 1kg 以内で増やすことは構いません。急に体重を増やすと、筋肉合成能力以上のタンパク質摂取となり、老廃物が増え、腎機能を傷めます。痩せていく場合はエネルギー不足が主です。まず、患者がどちらに向かっているのかを注意してみていきましょう（図1）。

# 原則2：原則1を堅持したうえで できるだけタンパク質の摂取を控える

## なぜタンパク質摂取が腎臓の負担になるのか？

　ご存じのように食物は基本的に3大栄養素で構成されています。それは、炭水化物（糖質）、脂質、タンパク質です。このうち炭水化物（糖質）と脂質は幸いにも、体内で燃焼（代謝）されると水と二酸化炭素になります。もちろん、水は無害ですし、二酸化炭素も肺が余程悪くない限り、呼吸で体外に排泄されるため問題ありません。

　残るタンパク質ですが、残念ながらタンパク質が燃焼（代謝）されると、燃えかすとして尿素窒素（blood urea nitrogen；BUN）や尿酸（uric acid；UA）に代表される窒素化合物が最終的に生成されます。そのほか、身体を酸性化していわゆるアシドーシスをひき起こします。これらの窒素化合物などの老廃物は、残念ながら基本的に腎臓からしか排泄されません。すなわちこれらの窒素化合物を中心とした老廃物が腎臓の負担となるのです。腎臓の負担を軽くするためには、タンパク質の摂取をなるべく控えるということになります。

## 体重減少のない範囲でタンパク質摂取を減らすには？

　**体重減少をしない範囲で、タンパク質摂取を減らすこと、すなわちタンパク質を抑えた分、糖質、脂質などでエネルギーを補うこと**が2番目の原則です。タンパク質摂取は体重減少をしない範囲内で減らせるだけ減らせれば、腎保護効果があることはわかっています。具体的な方法や効果は第4章で述べますが、一応の目安に日本腎臓学会の『エビデンスに基づくCKD診療ガイドライン2018』[1]を参考に説明します。標準的治療としてのタンパク質制限は、CKDステージG3b以降で0.6〜0.8g/kg標準体重/日[1]とされていますので、仮に標準体重60kgの場合、36〜48g/日となります。現状は一人ひとりの体重、年齢、体格などに合わせた目標設定が必要となります。主治医と相談して、時に段階的に目標設定を変えていくことも必要です。まずは、体重を変えずに、タンパク質を減らしてい

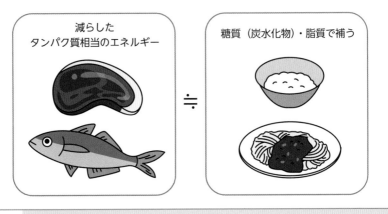

**食事療法の重要原則2**

原則1を堅持したうえでできるだけタンパク質の摂取を控えること

体重減少をしない範囲で、タンパク質摂取を減らす。
すなわちタンパク質を抑えた分、糖質（炭水化物）脂質などでエネルギーを補うこと。

可能な範囲で、タンパク質を減らすことが腎保護につながる。
そして減らしたタンパク質に相当するエネルギーを糖質（炭水化物）、脂質にて補うこと。
ただし太っている人は別で適度の体重減少（脂肪の低下）が望ましい。

減らした
タンパク質相当のエネルギー

÷

糖質（炭水化物）・脂質で補う

**図2　食事療法の重要原則2**

くことからすすめてみましょう（図2）。

# 原則3：原則1、2を堅持したうえで 食塩（塩分）を制限する

　原則3は減塩です（図3）。以下の①〜⑤について栄養指導を行いましょう。く
わしくは第5章（89ページ）で解説します。

　①食塩含有量の多い食材を知り、摂取を控える。

　②調味料を控える。

## 食事療法の重要原則 3

原則 1、2 を堅持したうえで食塩（塩分）を制限する

①食塩含有量の多い食材を知り、摂取を控える。
②調味料を控える。
③①、②を実施してどれだけ減塩できたかを確認する。
④とにかく最低 2 週間は徹底的に薄味にする。
⑤次にどこまで減塩するかは、減塩による種々の負担増と腎臓病との兼ね合いのため
　主治医と目標を相談する。

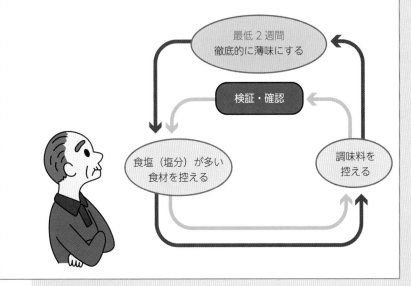

**図3　食事療法の重要原則3**

③①、②を実施してどれだけ減塩できたかを確認する。

④とにかく最低2週間は徹底的に薄味にする（111ページ）。

⑤次にどこまで減塩するかは、減塩による種々の負担増と腎臓病との兼ね合い
　のため主治医と目標を相談する。

53

# 原則4：状況によりカリウム制限を行う

　高カリウム血症は腎機能がある程度傷害されてから出現してくるものです。ですから慢性腎臓病の初期から中期まではあまり気にかけなくても大丈夫な人は多いです。一方で、野菜類を普通以上に食べる人や肉、魚などのタンパク質摂取が多い人は、同じ腎機能でも早めに血清カリウム値が高くなることが多いです。

　腎機能もさることながら、これまでの食生活が反映されるため、高カリウム血症が出現してくる時期の慢性腎臓病患者のなかには、このカリウム制限がいちばんむずかしいと感じている人が少なくない印象です。くわしくは第7章（143ページ）で解説しますが、要点のみまとめます。

## 他人と同じカリウム量を摂取しても血清カリウム値は異なる

　血清カリウム値は体重が軽い、重いでも変わります。同じカリウム摂取量でも、軽い体重の人ほど相対的に血清カリウム濃度が上昇します。これはよく考えれば当たり前のことですので、患者にも理解してもらいやすいと思います。

## 血清カリウム値を下げるのは
## カリウム含有食品を減らす以外の方法がある

　この話をすると驚く患者が多いと思います。とにかく血清カリウム値を下げようとカリウム含有食品を極力減らす努力をして、疲れ果てている患者も多いです。もちろん、カリウム含有食品を極力減らすことは正しく、王道であることは間違いありません。では、まず、カリウムは体内のどこにあるのでしょうか？

## カリウムの90％は細胞内にある、
## 血清カリウム量はわずか2％

　体内にあるカリウムの90％は細胞内に存在しています（図4）。残りは8％が骨、そしてわずか2％が血液内です。私たちが測定している血清カリウムは細胞外液にあり、体内にあるカリウムのわずか2％をみているにすぎません。一方で誤解がないように説明しますが、この血清カリウム濃度が身体の電解質調整の基

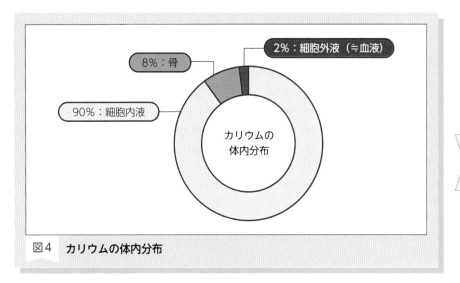

図 4　カリウムの体内分布

本となり、ご存じのように高カリウム血症では、しびれや不整脈などで死に至ることもあります。つまり、血清中のカリウム量はわずか２％ですが、非常に重要で、さまざまな要素で影響されるということです。

## タンパク質を多くとる人ほど、血清カリウム値は高くなる

　人の身体は肉、魚などの酸性食品を多く含む食事によって酸性に傾いていきますが、腎臓がもともともっていた能力として、尿中に「酸」を排泄することにより、身体の酸・アルカリバランスを弱アルカリ性になるように調整しています。しかし、腎機能が低下してくると、腎臓から尿中に「酸」を排泄する機能が失われていき、血液が酸性に傾いた状態（代謝性アシドーシス）になります。つまり、肉、魚などの**酸性食品を多く含む食事をとることによってアシドーシスがひどくなっていく**のです。また、アシドーシスの悪化原因のなかに、呼吸性のアシドーシスを起こす肺の病気があります。この場合、さらに身体が酸性に傾きやすくなるため注意が必要です。

　カリウムは図４のように身体中に分布していますが、約90％の細胞内のカリウムと２％の細胞外液（≒血液中）のカリウムの間で、ある種の移行があります。身体が酸性になると細胞内から細胞外（≒血液中）にカリウムが移動し、逆に身

体がアルカリ性になると細胞外（≒血液中）から細胞内にカリウムが移動します。つまり、腎臓が悪くなるに従って身体は酸性に傾きます。このことより、慢性腎臓病が悪くなるほど血清カリウム値は高くなるとことがわかります。同様に、肉、魚などの酸性食品を多く含む食事によって身体が酸性に傾いていくため、肉、魚などのタンパク質を多くとるほど血清カリウムは細胞内から細胞外液（≒血液中）に移動して高値となります。言い換えると肉、魚などのタンパク質を減らす、すなわち**低タンパク食にて血清カリウム値が抑えられる**ということになります。カリウム値が高い人では、肉、魚などのタンパク質摂取が多いことが考えられます。野菜や果物などの制限だけではないカリウム制限の方法があることは理解しておいてください。

　図5をみてください。中央のヒト型では細胞内液の周りを細胞外液（≒血液）が取り巻いていますが、体内が酸性になると、カリウムが細胞内液から細胞外液（≒血液）に移動し、アルカリ性になると逆に細胞外液の代表である血液から細胞内に移動します。

## ▌腎不全では便秘ではなく、ややゆるめの便が望ましい

　図5の太い点線内をみてください。通常の状態では、食品からのカリウム摂取量と尿（便）中カリウム排泄量は基本的には同じです。一部、発汗からのカリウム排泄がありますが、何らかの理由で発汗過多にならない限り、あまり気にしなくてもよいでしょう。

　次に図5の細い点線内をみてください。いったん、嘔吐、下痢、発熱（発汗）などの病的状態になると、本来尿のなかに失われるはずのカリウムが、嘔吐や下痢、汗のなかに出てきます。そのため**嘔吐や下痢、汗のなかに出たカリウムの分だけ尿からのカリウム排泄が減少**します。これは、体内のカリウム量（濃度）を一定にする作用ですので心配は不要です。ここまでが一般的なカリウムの動態（動き）です。

　しかし、ひどい便秘には注意が必要です。まず、**コロコロ便になると水分量が減少し、同様にカリウム排泄も抑えられるため、若干血清カリウム値が高くなりやすくなります。**次に、便秘によって食物の腸管の通過が遅くなると、水分の吸収が亢進するだけでなく、便が適切に排泄されないことによる有害物質やガスが

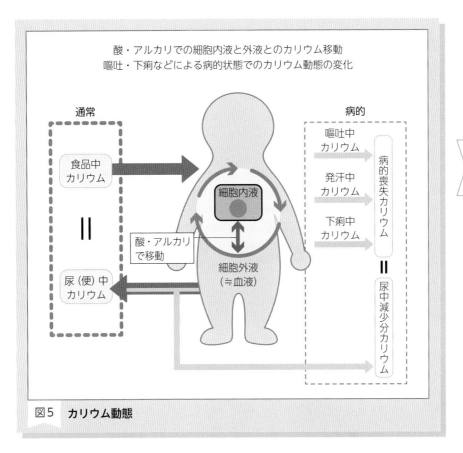

酸・アルカリでの細胞内液と外液とのカリウム移動
嘔吐・下痢などによる病的状態でのカリウム動態の変化

**図5　カリウム動態**

発生して、腸内環境が乱れます。本来、腸管内の有害物質は尿や汗からも排泄されますが、腎臓の機能が低下し、さらに腸動が低下すると、より多くの有害物質が腸壁から体内に吸収されて、腎臓の負担となります。そのため、**腎保護の観点からもゆるめの便が望ましい**ということになります。排便は老廃物の排泄手段の一つであるため、管理栄養士は排便状態についても聞きとりするようにしてください。

## 種々の薬物で対処

薬物で高カリウムに対処するのは最終手段です。なるべくカリウム含有量の多い食材を知り、調理方法の工夫や摂取を控えることでコントロールしたいもので

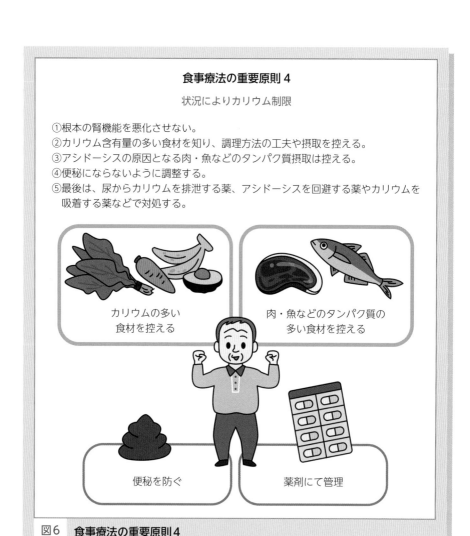

**食事療法の重要原則4**

状況によりカリウム制限

①根本の腎機能を悪化させない。
②カリウム含有量の多い食材を知り、調理方法の工夫や摂取を控える。
③アシドーシスの原因となる肉・魚などのタンパク質摂取は控える。
④便秘にならないように調整する。
⑤最後は、尿からカリウムを排泄する薬、アシドーシスを回避する薬やカリウムを
　吸着する薬などで対処する。

カリウムの多い
食材を控える

肉・魚などのタンパク質の
多い食材を控える

便秘を防ぐ

薬剤にて管理

図6　食事療法の重要原則4

す。アシドーシスの原因となる肉、魚などのタンパク質摂取を控え、便秘になら
ないように調整することを努力したうえで、どうしてもカリウムコントロールが
むずかしい場合は、尿からカリウムを排泄する薬、アシドーシスを回避する薬や
カリウムを吸着する薬などの処方を検討します（図6）。

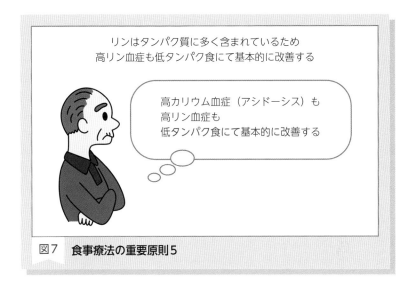

図7　食事療法の重要原則5

# 原則5：高リン血症も低タンパク食にて 基本的に改善する

　腎機能が悪化していくなかで、血清リン値が高い患者もいます。第4章（75ペ ージ）にて、食事のリン負荷が「心血管疾患や骨折リスクを増加させて死亡リス クが増大する」こと、および「リン摂取量を減らすにはどうしたらよいのか？」 について解説します。リンは、タンパク質に多く含まれており、逆の表現をする ならば、**高リン血症も低タンパク食にて基本的に改善する**のです（図7）。

引用・参考文献

1）　日本腎臓学会編．"栄養：CQ2 CKDの進行を抑制するためにたんぱく質摂取量を制限する ことは推奨されるか？". エビデンスに基づくCKD診療ガイドライン2018. 東京，東京医 学社，2018, 14.

# 一人ひとりに合った腎臓病食の至適量はどのくらいか？

　患者一人ひとり、年齢、性別、体格、今までの食生活、そしてこれからの目標や実行するやる気が異なります。まず、その人に合った「至適食事量」を導き出し、そのために適切なエネルギー量やタンパク質制限、そして減塩が必要な人には減塩目標を定めることが重要です。忙しい外来では画一的な栄養指導になりがちです。本章で解説するオーダーメイド腎臓病食事療法は一見困難に思えますが、患者ごとに適切な目標摂取量を定めることが結果的に腎臓病食事療法を成功させる近道となり、1日でも透析導入を遅らせる秘訣となります。本章では、至適エネルギー量、体格別の食事療法、目標タンパク質摂取量、食塩摂取量などをどのように決めていくかを一緒に考えていきましょう。

# 一般的にいわれている
# 至適エネルギー量はどれくらい？

　原理的には**体重が変わらないエネルギー（カロリー）摂取量がその人の至適エネルギー量**になります。一方で、それでは何kcalがその人にとって適切なエネルギー摂取量なのかわからないこともあり、一般的な至適エネルギー摂取量が厚生労働省から提示[1] されています（図1）。おおよその目安にしてください。また、標準体重（目標体重）と身体活動量から計算して出す方法[2] もあります（図1）。

# どんなに精密な必要エネルギーの計算式をつくっても
# ヒトの至適エネルギー（カロリー）は千差万別

　図1[1, 2] より、おおよその1日の必要エネルギーを知ることができます。一方で、学生時代の部活動や合宿生活などで、体格や年齢が同じで、運動量も同じであっても、食事摂取量が明らかに違う友人がいた経験のある人は多いと思います。12ページで話したように、50数種もある倹約遺伝子の有無や新陳代謝をつかさどる甲状腺ホルモンの量やはたらき、腸管での食物通過速度の違いやそのときの栄養状態の違いから、腸管での吸収量などが一人ひとり異なるため、必要エネルギーも異なるのです。そのため、標準体重（目標体重）と身体活動量から必要エネルギー量を厳密に推測しても、年齢、性別、運動量、新陳代謝、倹約遺伝子の有無などさまざまな因子が絡むため、実際は誰一人同じではありません。

# 実際の必要エネルギー量を求めるのは実は簡単

## 体重が変わらない摂取エネルギー量が至適エネルギー量

　精密な計算をしても至適エネルギー量が出せないとなると、それでは困ったと

| 身体活動レベル | 男性 | | | 女性 | | |
|---|---|---|---|---|---|---|
| | Ⅰ | Ⅱ | Ⅲ | Ⅰ | Ⅱ | Ⅲ |
| 15〜17歳 | 2,500 | 2,800 | 3,150 | 2,050 | 2,300 | 2,550 |
| 18〜29歳 | 2,300 | 2,650 | 3,050 | 1,700 | 2,000 | 2,300 |
| 30〜49歳 | 2,300 | 2,700 | 3,050 | 1,750 | 2,050 | 2,350 |
| 50〜64歳 | 2,200 | 2,600 | 2,950 | 1,650 | 1,950 | 2,250 |
| 65〜74歳 | 2,050 | 2,400 | 2,750 | 1,550 | 1,850 | 2,100 |
| 75歳以上 | 1,800 | 2,100 | − | 1,400 | 1,650 | − |

※身体活動レベルは、低い、普通、高いの3つのレベルとして、それぞれⅠ、Ⅱ、Ⅲで示した。
※レベルⅡは自立している者、レベルⅠは自宅にいてほとんど外出しない者に相当する。レベルⅠは高齢者施設で自立に近い状態で過ごしている者にも適用できる値である。

> 1日の適正なエネルギー量（kcal）＝標準体重（kg）×身体活動量

標準体重（kg）＝身長（m）×身長（m）×22

身体活動量（エネルギー係数）[2]
Ⅰ：軽労作（デスクワークが多い職業など）：25〜30kcal/kg標準体重
Ⅱ：普通の労作（立ち仕事が多い職業など）：30〜35kcal/kg標準体重
Ⅲ：重い労作（力仕事が多い職業など）：35〜kcal/kg標準体重

**図1　1日に必要なエネルギー（カロリー）量**（文献1、2より引用、抜粋）

いうことになりますが、考え方を変えれば、実際の必要エネルギー量を求めるのは実は簡単です。確かに人それぞれ年齢、性別、運動量、新陳代謝などは異なりますが、結果論として「体重が変わらない摂取エネルギー量」がその人にとって至適エネルギー量ということになります（図2）。

　図2のエネルギー保存の法則（基礎熱力学第一法則）をみてください。当たり前のことですが、消費する量より摂取する量が多くなれば、当然エネルギーは余ることになり、生き物は太ります。逆も真なりです。そこで、消費量に見合う摂取を続ければ生き物としては、体重は変わりません。逆の見方をすると、体重が

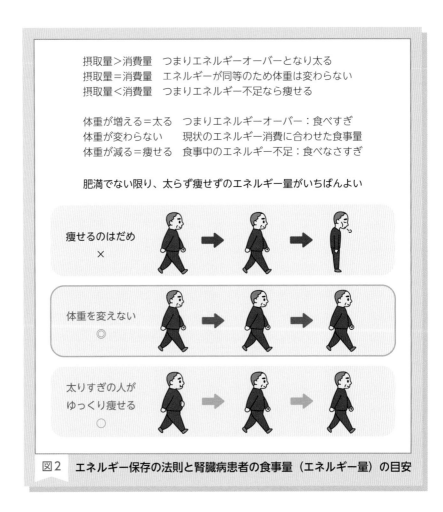

図2　エネルギー保存の法則と腎臓病患者の食事量（エネルギー量）の目安

増えた場合は、摂取量が何kcalであっても、計算上は正しいとされる摂取エネルギーであっても、その人の消費エネルギーより多いことになり、いわゆるカロリーオーバー、すなわち食べすぎということになります。

　ですから、結果として**体重が変化しない食事量を続けて、ある一定期間（たとえば3日間以上）の食事量を記録してエネルギー、そしてタンパク質量を割り出せば、その人の至適エネルギー（とタンパク質、食塩摂取量など）がわかること**になります（図3）。

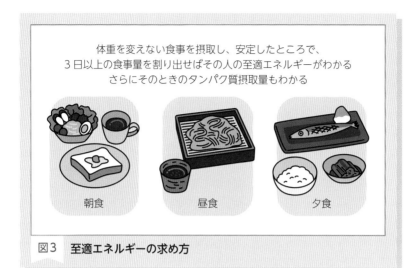

体重を変えない食事を摂取し、安定したところで、
3 日以上の食事量を割り出せばその人の至適エネルギーがわかる
さらにそのときのタンパク質摂取量もわかる

朝食　　　　　　　　昼食　　　　　　　　夕食

図3　　至適エネルギーの求め方

## 蓄尿から割り出せるおおよそのタンパク質摂取量

　これまでのところで、その人の至適エネルギー量と一時的ですがタンパク質摂取量がわかりました。そうして、適切なタンパク質摂取量を目指して、原則摂取エネルギーを変えず、低タンパク食にしていくのですが、その達成度は採血である程度わかります。しかし、その日その日にどのくらいのタンパク質を摂取しているかを知るためには工夫が必要です。それは、尿を集めて蓄えること（蓄尿）で可能です。24時間尿をためて、尿量を記録した後、尿をかくはんして、その一部を検査に出せば、ある物質の濃度がわかり、これに尿量をかけると、その人の1日（24時間）のタンパク質排泄量から、食塩摂取量、そしてタンパク質摂取量がわかります。蓄尿を行えば、外来受診前日のタンパク質摂取量を含む多くの情報が得られます。

　図4の計算式をみただけで、頭が痛くなる人が多いと思いますし、痛くならなくても内容を頭から弾いてしまう人も多いと思います。ここで、みなさんに計算してもらうつもりはなく、あくまで「理屈」をお話ししているだけですのでご安心ください。そのため、この式をどのように出したのかもあえて説明しません。わかってほしいことは、排泄物であるヒトの尿を24時間集めて解析すれば、多

●1日タンパク質摂取量（g/日）
＝（尿中尿素窒素排泄量［g/日］＋0.031×体重［kg］）×6.25

●尿中尿素窒素排泄量（g/日）
＝24時間蓄尿の尿素窒素濃度（mg/dL）×蓄尿量（L）÷100

●1日食塩摂取量（g）＝24時間尿中ナトリウム排泄量（mEq/日）÷17

●24時間尿中ナトリウム排泄量（mEq/日）
＝24時間蓄尿中ナトリウム濃度（mEq/L）×蓄尿量（L）

図4　**蓄尿からわかるさまざまな食事摂取量**

少の誤差はありますが、1日タンパク質摂取量以外にも、ナトリウム、カリウム、リンなどの食べた量がだいたいわかるということです。また、腎障害の指標としての1日タンパク質排泄量もわかります。

## 実は一人ひとり異なるタンパク質摂取目標

### 日本人の平均的タンパク質摂取量は？

まずは、私たちが普通どのくらいのタンパク質を摂取しているかからみていきましょう。図5は、厚生労働省の「国民健康・栄養調査（平成29年）」[3)]の結果です。男女別、年代別にみた、エネルギー、タンパク質、脂質、炭水化物の摂取量です。さまざまなことが読みとれますが、注目したいのは**タンパク質摂取量**です。おおよそ男性で75g前後、女性で65g前後になります。一方で気になることは、**男女ともに働き盛りで運動量も多い20～50歳代より、なぜか60～70歳代のほうがタンパク質摂取量は多い**ことです。

よく身体を動かし、筋肉量も多いはずの20歳代が、60歳代より実際のタンパク質摂取量が少ないことは、何を意味しているのでしょうか？ 60歳代のタンパク質摂取量が正しければ、20歳代はタンパク質不足になります。本当でしょうか？ 20歳代の人たちに不都合は起こっていませんので、実際は60歳代の人のほ

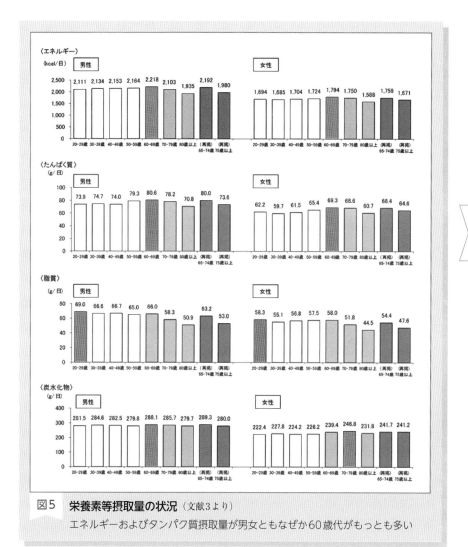

**図5　栄養素等摂取量の状況**（文献3より）
エネルギーおよびタンパク質摂取量が男女ともなぜか60歳代がもっとも多い

うがタンパク質を過剰に摂取しているということになります。

　厚生労働省の「国民健康・栄養調査（平成29年）」[3] より、私たちはおおよそ男性で75g前後、女性で65g前後のタンパク質をとっていることがわかりました。思い出してほしいのは、**17ページ**に記したように、1日タンパク質必要量は25gです。そうすると過剰摂取は別として、一般的に慢性腎臓病における至適タ

ンパク質摂取量は男性で1日25～75gの間で、なるべく少なくできればよいということになります。

　そもそも腎臓病は別として、必要な推奨タンパク質量は米国科学アカデミーによれば、男性1日56g、女性46g[4]、日本の厚生労働省は、男性50g、女性40g[1]が必要としています。それでは、日本における実際のタンパク質摂取の内容をくわしくみてみましょう。

## ｜ 高齢者のタンパク質摂取量は少ないって本当？

　図6は、厚生労働省の「国民健康・栄養調査（平成29年）」[3]をもとに実際の年齢別の実際のタンパク質摂取量と食品別摂取量をみたものです。どうでしょうか？　一般的な印象と異なり、60歳代がもっともタンパク質摂取量が多く、おおむね加齢の要素が強い80歳以上を除き、高齢になるほどタンパク質摂取量が多くなる傾向があります。高齢者が、50歳以下の働き盛りより「タンパク質必要量」が多い必要があるでしょうか？　やはり必要に駆られてというより、その世代の食生活の習慣が強く出たものと思われます。とくに、魚介類、豆類は若者の50％以上多く食べており、全体量と合わせると、魚介類や豆類は高齢者で明らかに過剰摂取である傾向があります。

　世間では「タンパク質摂取量が足りない」と喧伝されていますが、実態はまったく異なっています。とくに高齢者でタンパク質摂取が足りないといわれていますが、**タンパク質が足りないのではなく、全体の食事摂取量が足りない**ことが主体です。逆にタンパク質摂取だけを行うと、エネルギー源としてタンパク質が燃やされ、腎臓に悪いゴミ（老廃物）が多くつくられ、腎臓をさらに悪化させるので、くれぐれも**エネルギー（糖質、脂質）の適切な摂取なしに、やみくもにタンパク質摂取をしないようにしましょう。**そのためにも、管理栄養士による正確な聞きとりが重要です。

## ｜ 60歳以上のタンパク質は魚と大豆を減らすのが合目的

　図6[3]をみると、肉類はさすがに若者の摂取量が多く、年齢を重ねるごとに減っています。これは一般的な感覚どおりです。一方で、高齢になるほど魚介類、豆腐を含む豆類の摂取が増えています。そうするとタンパク質摂取量を減らすに

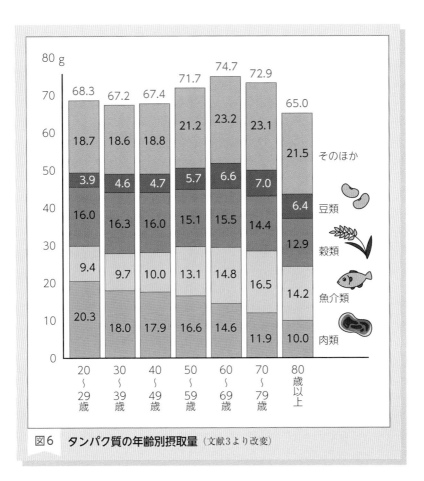

**図6　タンパク質の年齢別摂取量**（文献3より改変）

は、減りつつある肉類より、食べすぎの魚介類、豆類を減らすのが食事のバランスから考えると望ましいでしょう。

## 若いころより肉を食べないので一生懸命食べている高齢者

　確かに年齢が上がるほど、肉類の摂取は減っています。一方で、魚介類、豆類は増えており、結果としてタンパク質摂取は80歳以上になってはじめて減少します。つまり、年齢を重ねると肉類の摂取が低下するためタンパク質不足と考えがちですが、実際は魚介類、豆類などの摂取が増えているため、十分以上のタンパク質摂取をしているのです。そのため、さらなる肉類摂取はタンパク質補充の

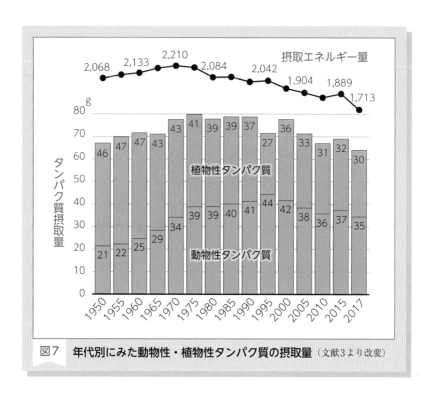

図7　年代別にみた動物性・植物性タンパク質の摂取量（文献3より改変）

意味ではまったく不要です。50歳以上の人が、タンパク質を若者並みにする、もしくは制限するためには、魚介類や豆類を減らすのが楽な方法といえるでしょう。今度は、なぜ50歳以上、とくに60歳代が過剰なタンパク質摂取をしているのかをみていきます。

　図7[3)] は年代別のタンパク質摂取量です。1970年から2000年にかけて、タンパク質摂取総量が増えていることがよくわかります。2000年以降、徐々にタンパク質摂取量は減少し、直近の2017年にはタンパク質摂取は65gに落ち着いてきました。驚くべきは、戦後まもなくの1950年代より、現代のほうがタンパク質摂取は少ないことです。これは栄養障害を示しているのでしょうか？ まずそれは違います。前述したように（**67ページ**）、十分なエネルギーがあれば、タンパク質摂取量は1日25gでも栄養学的には問題ありません。そうすると、1970年から2000年にかけての高度経済成長や食事の洋風化に伴って、過剰にタンパク質をとっていたと考えるのが普通ですし、その量が太古より必要であったなら

ば、人類はとっくに絶滅しているはずです。図6[3]で示した、60歳代をピークとした50歳代から70歳代が、より若い20〜40歳代よりタンパク質摂取量が多い理由は、若い時期のタンパク質過食傾向を引きずっていることが一因と考えられます。

　さらに特徴的なことは、植物性タンパク質摂取量は年齢別に大きな変化はないのですが、動物性タンパク質は、1970年代以降2000〜2004年に若干の低下はありますが、比較的多い量を維持しています（図7）[3]。「そんなにタンパク質をとっていない」と話す高齢患者は多いのですが、若いころにタンパク質摂取が過剰であった人は多く、多少若いころより摂取量が下がったとはいえ、まだ多いという人が散見されます。また「タンパク質＝肉」と無意識に考えている人も多く、図6で示したように年齢を重ねるごとに肉類の摂取は減っていますが、一方で魚介類はそれを補うかたちで増加しており、総量としてタンパク質摂取量は減っていないことになります。

## タンパク質摂取量は不足していない！

　プロテイン系のサプリメントの広告で、「今世紀に入ってから20年でタンパク質摂取量が落ちているので注意しましょう」というテーマで、とくに高齢者はタンパク質摂取が不足しているとアピールしていることがあります。実際には逆で、1970年から2000年にかけては昔に比べてタンパク質摂取総量が増えており、明治時代の54gと比較すると1日30gぐらい増加していたのです。その過食飽食時代からすると正常化したわけですが、見方を変えればタンパク質摂取量は「減った」ことになります。タンパク質摂取過剰のピークから考えれば、不足しているようにもみえるのです（図8）。

　50〜70歳代は20〜40歳代より確かに肉類の摂取は減っているのでタンパク質不足という印象はありますが、実際はタンパク質摂取総量が多いので、印象操作にすぎません。老衰期を除いて、栄養失調になるほどタンパク質摂取量が不足していないことは、理解できると思います。

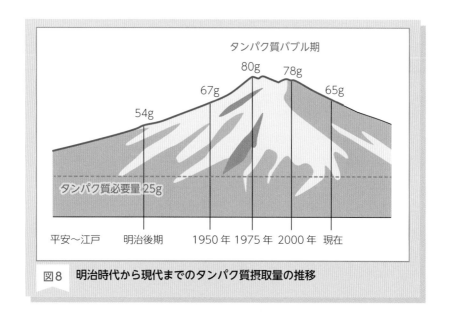

タンパク質バブル期

80g

78g

67g

65g

54g

タンパク質必要量 25g

平安〜江戸　明治後期　1950年　1975年　2000年　現在

図8　明治時代から現代までのタンパク質摂取量の推移

## タンパク質はエネルギー源としては不適であり、多くはゴミとなる

　**タンパク質は、エネルギー補充目的にはたいへん効率の悪い栄養素**です。3大栄養素である糖質・炭水化物、脂質、タンパク質の特徴をみてみましょう（図9）[5〜7]。アトウォーター係数では、糖質・炭水化物とタンパク質の1gあたりのエネルギー量（4kcal）と一見同じですが、食べたものがすべてエネルギーとして有効活用されません。実際、糖質・炭水化物、脂質は、代謝過程や熱産生によるエネルギー損失は5％前後とたいへん低く、ある意味効率のよい食物であることがわかります。一方、タンパク質はそもそも複雑な構造であり、これを有効利用するためには、シンプルなアミノ酸にまで分解してから吸収されるため、消化吸収率が約92％と低く、さらにアトウォーターはタンパク質の一部が尿素や尿酸として尿中に排泄されることによるエネルギー損失を 1.25kcalと見込んで、タンパク質を4kcal/gとしました。そのうえで、長い工程を経て有効なタンパク質として再構成されるので、タンパク質は分解・合成の過程でのエネルギー損失が約30〜40％必要であり、非常に効率の悪い食物です。

| | 糖質・炭水化物 | 脂質 | タンパク質 |
|---|---|---|---|
| 基本エネルギー | 4kcal/g | 9kcal/g | 4kcal/g |
| 食事誘発性熱産生<br>（代謝・熱産生による<br>エネルギー喪失） | 約6％<br>エネルギー喪失 | 約4％<br>エネルギー喪失 | 約30〜40％<br>エネルギー喪失 |
| 代謝産物 | 基本<br>水＋二酸化炭素 | 基本<br>水＋二酸化炭素 | 窒素化合物のゴミ |

**図9　3大栄養素別：代謝などによるエネルギー喪失割合**（文献5〜7を参考に作成）

　さらに、糖質・炭水化物、脂質は、最終代謝産物が基本的に「水と二酸化炭素」ですが、肺疾患患者（二酸化炭素を排泄しづらい）を除けば安全な食物といえます。一方、タンパク質は、エネルギー損失だけでなく、さまざまなリスクを含んだ代謝産物、すなわち老廃物が残り、肝臓などの代謝過程を経てゴミとしておもに腎臓から排泄され、腎への負荷だけでなくアシドーシスをひき起こします[8, 9]。タンパク質は必須な栄養素ですが、過剰になると、身体のなかの環境を悪化させるやっかいなものでもあります。そのため腎臓が元気なうちはよいのですが、弱ってくるとタンパク質過剰摂取によりさまざまな障害をひき起こします。

　まとめると、タンパク質を除く、糖質・炭水化物、脂質は比較的簡単に代謝されるためエネルギーへの変換効率が高く、エネルギー損失は約4〜6％と非常に効率のよいものです。一方、**タンパク質は複雑な代謝を経てアミノ酸に分解した後、タンパク質合成することもあり、その代謝（分解して再利用）過程で、約30〜40％のエネルギー損失があり、食べたものの約3分の2しかエネルギー源としては利用できません。**さらに代謝されたものすべてが有効利用できるわけでなく、多くの排泄物が生じます。これらは腎臓に大きな負担を与えるため、腎臓病などで腎機能が低下している場合や、加齢により腎機能が低下している高齢者には注意が必要です（図10）。

　1回の食事で20g以上のタンパク質を摂取しても、筋タンパク質合成速度は頭打ちとなり、アミノ酸プールに蓄えられるものはよいほうで、エネルギー源として燃焼してゴミとなり、やはり腎臓の負担となります。

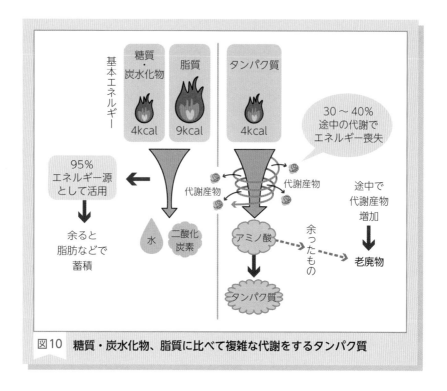

図10 糖質・炭水化物、脂質に比べて複雑な代謝をするタンパク質

# 長生きする（生命予後をよくする）ためには リン制限

## リンはどこに含まれ、何の役に立つのか？

　慢性腎臓病の食事療法では、カリウムやナトリウムについては比較的わかりやすく、栄養指導もよく行っていると思います。一方で、同様の電解質であるカルシウム、リンについては患者もわかりづらく、また抑制するのが困難なため、リン吸着薬に頼り、食事による改善に至らないことが多いです。

　体内でリンは、約85％がカルシウムとともに骨や歯の構成成分として存在し、重要な役割を担っています。残りの15％ほどが筋肉などの組織に分布しています。リンは、食品添加物とタンパク質に多く含まれています。それらの食品を摂

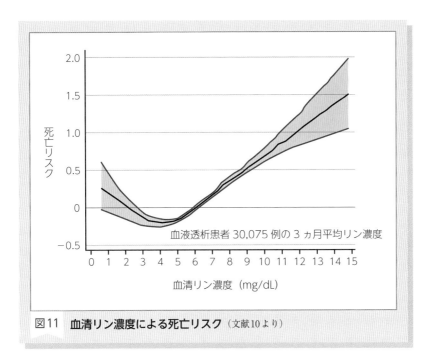

**図11　血清リン濃度による死亡リスク**（文献10より）

取した後、腸管にてビタミンDにより吸収が促進され、カルシウム、マグネシウムなどによって吸収が抑制されます。リンは骨や歯をつくり、再構成するうえで重要な成分です。そのため腎機能が正常ならば、腎臓にて適切な範囲にコントロールされています。**一般的に偏食でない限り、リンが不足することはまずありません。**

## 血清リン濃度は上がっても下がっても死亡リスクは増大

　血清リン濃度がどれだけ変化すると死亡リスクが増えるか、血液透析患者30,075例の検討からみていきましょう（図11）[10]。至適リン濃度である2.7〜4.6mg/dLの範囲内では死亡リスクが0より下回っていることがわかります。リン濃度が正常範囲を下回る、または高値になると生命予後が悪くなります。腎機能が悪い状態でリン濃度が正常値を下回るということは、タンパク質のみならずエネルギー源となる食物などの十分な栄養がとれていないことを意味するため、そういう意味で死亡リスクは増えます。一方で、血清リン濃度が高いということ

は、摂取したリンを腎臓がうまく排泄できていない、すなわち腎臓の能力（血液透析の能力）を超えてリンを摂取していることになります。そうすると死亡リスクが増大していきます。では、腎臓の能力以上のリン摂取はなぜ悪いのでしょうか？

## 食事のリン負荷が心血管疾患や骨折リスクを増加させて死亡リスクが増大する

腎機能低下のためにリン摂取量を処理しきれなくなり、高リン血症となります。高リン血症になると、おもに血管を構成する血管内皮細胞と血管平滑筋細胞に悪影響を与え、「アポトーシス（細胞が計画的に自己細胞死する）」が起こります。つまり、**高リン血症になると血管内皮細胞と血管平滑筋細胞がともに自己細胞死して脱落していきます**。さらに形質転換という現象が起こり、別の細胞に変化していきます。そして結果として、血管内皮障害と動脈硬化が亢進し、心臓血管障害がひき起こされ、死亡リスクが増大するのです。

リン濃度が高くなると、リン濃度を低下させるホルモンであるFGF23が増加します。FGF23の増加によりビタミンDは抑制され、それに伴い血清カルシウムの低下、またそれを補うように副甲状腺ホルモン（parathyroid hormone；PTH）が増加します。PTHは、骨を溶かすことにより血清カルシウムを維持するようにはたらきますが、その結果として骨粗鬆症が生じることになり、骨折リスクを増大させます。これらの**心臓血管障害の増加と骨折リスクの増大により、結果として食事によるリン負荷により死亡リスクが増加する**ことになります（図12）。

# リン摂取量を減らすにはどうしたらよいのか？

## リン摂取量はタンパク質摂取量と比例する

リン摂取量を減らすにはどうしたらよいのでしょうか？ そのためにはリンがどこに多く含まれているか知ることが先決です。図13は、末期腎不全で結果的に

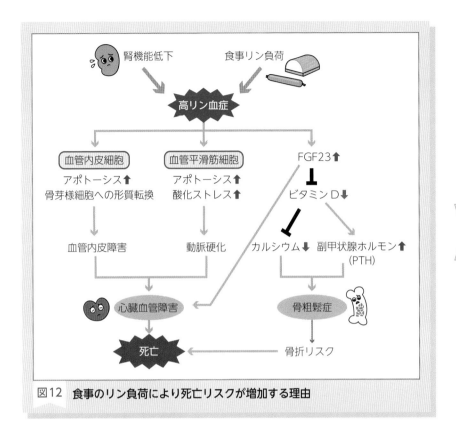

**図12　食事のリン負荷により死亡リスクが増加する理由**

透析になった患者224名の検討です[11]。縦軸にタンパク質摂取量、横軸にリン摂取量を記していますが、タンパク質の摂取が増えるほどリンの摂取量も増えることがわかります。**リン摂取量はタンパク質摂取量とおおむね比例している**のです。つまり、リンの多くはタンパク質に含まれていることがわかります。そのため、**リン摂取量を抑えるためには、基本はタンパク質を制限することと同じ**になります。

## 食べたリンの生体利用率（吸収率）は
## タンパク質の種類により異なる

リンには、有機リンと無機リンの2種類があります。有機リンはいわゆる自然の食品である、肉、魚、卵、乳製品、豆類などのタンパク質食品に多く含まれ、

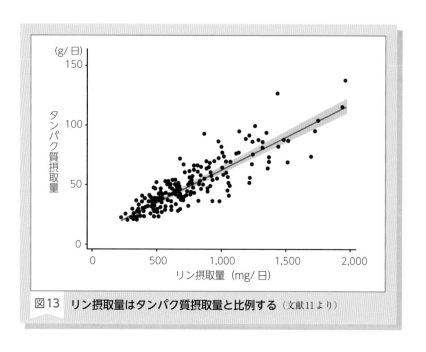

**図13　リン摂取量はタンパク質摂取量と比例する**（文献11より）

基本的に多くとればとるほどリンの摂取量は増えます。

　もう一つの無機リンは、おもに食品添加物として用いられています。ハム、ソーセージ、かまぼこなどの食肉加工品や水産加工品、そのほかほとんどの加工食品にさまざまなリン酸塩のかたちで添加されています。食品添加物は、かんすい、pH調整剤、乳化剤、膨張剤、ベーキングパウダーなどの名称で使われています。食品添加物に含まれている無機リンは容易にイオン化して、リンとして100％に近い生体利用率になります。

　有機リンはタンパク質のなかに組み込まれているため、無機リンに比べて生体利用率は低く、そのなかでも豆類などの植物性食品は20〜40％と低く、肉、魚、卵類などの動物性食品は40〜60％と相対的に高い生体利用率です。また、リン/タンパク質比の高い、アーモンド、ヨーグルト、牛乳、アイスクリーム、プロセスチーズなどの食品はリン含有量がとくに多いため、これらの食品の摂取を控えるように指導しましょう（図14）。

リンを増やさないようにするために

①タンパク質：全体量の摂取を控える。
②100％近い吸収率の無機リンをなるべくとらない：食品添加物が含まれている
　加工食品をなるべくとらない。
③タンパク質の制限量にもよるが、動物性食品より植物性食品が望ましい。
④リン／タンパク質比の高い食品の摂取を控えることが望ましい。

| リンの区分 | 食品分類 | 生体利用率（吸収率） |
|---|---|---|
| 有機リン | 植物性食品（豆類） | 20〜40％ |
| | 動物性食品（肉、魚、卵、乳製品） | 40〜60％ |
| 無機リン | 食品添加物（かんすい、pH調整剤、乳化剤、膨張剤、ベーキングパウダー） | 90〜100％ |

**図14　リンの種類と生体利用率（吸収率）**

第4章

# アミノ酸スコアをどう考える？

## タンパク質のアミノ酸スコアの真実とは？

　アミノ酸スコアとは、ある食物に必須アミノ酸が含まれる割合を表したものです。アミノ酸スコアが100％であれば、単独でバランスのよい食品となります。そのため、アミノ酸スコアの高いものほど良質なタンパク質食品として、摂取をすすめられてきた経緯があります。身体をつくる主たる構成物はタンパク質ですから、適切なタンパク質が、適切なときにつくられることこそが、生命の本質です。自然界では、約500種のアミノ酸が知られていますが、生体を構成する10万種類にもおよぶタンパク質は、わずか20種類のアミノ酸の組み合わせにすぎません。そのなかでも容易に体内で生成できるものが、非必須アミノ酸であり、容易に合成できないものを必須アミノ酸と表現しています。そのため必須アミノ酸の摂取は重要と考えられてきました。

　栄養指導の際に、「アミノ酸スコアの高い良質なタンパク質をとりましょう」と

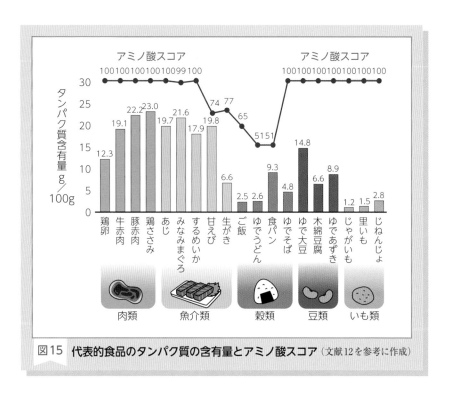

図15 **代表的食品のタンパク質の含有量とアミノ酸スコア**（文献12を参考に作成）

話しているかと思います。「桶の理論」で、その重要性が説明されてきました。一見もっともな理論ですが、私はいくつかの点で、現在はそれほど重視する必要があるのかという疑問をもっています。その理由は、①タンパク質を含む食品の多くは、アミノ酸スコアが100である（図15）[12]、②単独の食品のみを食べるわけではなく、食事は多くの食品を食べるため、相互に補完し合い、特定のアミノ酸の不足が起こりにくい、③アミノ酸スコアの低いものは一般的にタンパク質含有量が少なく、たとえ不足があっても顕在化しにくい、④アミノ酸の過不足が生じにくいようにアミノ酸プールがある、などです。アミノ酸スコアを過剰に心配する必要はなさそうに思うのですが、いかがですか？

## 桶の理論とアミノ酸スコア：リジンがポイント

図16に大豆、白米、食パンにおけるアミノ酸スコアを桶にたとえています。単独の食材で必須アミノ酸の含有量を個々に比べて、いちばん低い板（アミノ酸）

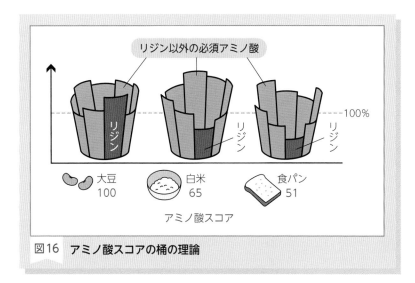

図16　**アミノ酸スコアの桶の理論**

のところで水が流れ出し、その高さまでしか水が貯まりません。そのいちばん低いアミノ酸含有量に合わせて、アミノ酸スコアが決められました。注意点ですが、アミノ酸スコアは食品単独での評価ですので、多様な食品を組み合わせれば、アミノ酸スコアは改善されます。

　多くの食材でアミノ酸スコアを下げているものに、リジンがあります。私たちがよく食べる食材として、白米とパンがありますが、パンにリジンが少なく、パン単独では大幅にアミノ酸スコアを落としています。しかし、パンを主食としている多くの国々では、副食に動物性タンパク質をとることが多く、動物性タンパク質にはリジンが多く含まれているため、通常は補完し合い、問題ありません。

　わが国や東南アジアの国々では、白米を主食としています。白米単独ではリジンのみ不足ぎみですが、大豆などの植物性タンパク質にはリジンが多く含まれており、極端な食事内容でない限り、アミノ酸バランスに留意する必要はないと思われます。そのため、日本人を含めて東南アジアの国々は、昔から動物性タンパク質摂取を意識しない、もしくは精進料理のように動物性タンパク質を忌避しても、何ら障害なく暮らしていくことができたのです。実際に、中国、台湾、朝鮮半島、東南アジア各地でも、名前が変わっていても精進料理が今なお、提供され続けています。

# 動物性タンパク質と植物性タンパク質の
# どちらがよいの？

　答えは、どちらも悪くないが、特徴があり、患者のタンパク質摂取量により動物性、植物性タンパク質の有用性が変わります。

## アミノ酸スコアの観点から

　アミノ酸スコアの考え方は変化してきており、現代では穀類を除く多くのタンパク質でアミノ酸スコアが100になっています。**穀類、とくに白米、小麦で、アミノ酸スコアは100を下回り、リジンが不足がち**になります。一方で、タンパク質食品には多くのリジンが含まれており、厳しいタンパク質制限を行わない限り、タンパク質に含まれるリジンを活用することにより、食事全体としてのアミノ酸スコアをもし調べたならば、100に近い値を示すことが多くなります。また、不足分も**アミノ酸プールで数日分のアミノ酸が平準化する**こともあり、主食だけに偏った食事を続けない限り、動物性タンパク質の割合を増やす必要はなさそうです。

## リン／タンパク質比の観点から

　血清リン値は、低すぎても高すぎても死亡リスクを増やすことがわかっています（75ページ）。慢性腎臓病患者ではリンの排泄が妨げられるため、血清リンが基準値より低くなりにくく、通常は正常値から高値傾向になります。そのため、血清リン値が低いということは「食事摂取量が体細胞を壊すほどではないが必要量より少ない」ということを意味しており、多くの患者では活動性が低く、生命予後が悪くなります。一方で、血清リン値が高いことは慢性腎臓病ではよく認められ、多くはタンパク質の相対的過剰摂取、とくに動物性タンパク質摂取が多い、時にリンが多い食品の摂取が非常に多いと考えられます。また、体細胞維持のために必要なエネルギー摂取が十分でなく、体細胞を壊していき、細胞が壊れた結果としての高リン血症になっていることもあります。

　このためリン／タンパク質比の観点からは、①体重を変えないこと（太りすぎ

は食べすぎ、痩せはエネルギー不足）、②リンが多いときは、タンパク質摂取総量を抑えること、もしくは動物性タンパク質のほうが植物性よりリン／タンパク質比が5割ほど高く、動物性タンパク質摂取を減らすこと、③リンが多い食品を控える、食品添加物の多い加工食品を控えること、が大切です。

## タンパク質摂取量から考える

　非常に厳しい低タンパク食（約25〜30g/日）を実施している患者は、動物性タンパク質を少量摂取することがよいと思われます。

　逆に、やや多めの50g/日以上のタンパク質摂取で、血清リン値が高めになっている患者は、動物性、植物性タンパク質の可否ではなく、タンパク質摂取総量を抑えることが最善であり、また、リンを抑えるためにも、動物性タンパク質を減らしていくことがよいでしょう。

　その中間の40g/日前後のタンパク質摂取をしている患者は、血清リン値が高くなる場合は動物性タンパク質を多くとりすぎていることが多く、動物性タンパク質を抑える方向が望ましいと思われます。血清リン値が高くない場合は、動物性、植物性バランスはかならずしも悪くはないため、適切なエネルギー維持を心がけるように指導します（図17）。

# その人に合った実現可能な減塩からはじめる

## 人によってかなり異なる食塩摂取量

　患者がどれくらいの食塩をとっているかによって、これからどのくらい減塩しなければならないかが変わります。3大栄養素（タンパク質、脂質、糖質）は、患者自身の感覚と実際の摂取量との間に多少のずれはありますが、多くは推定の範囲におさまっています。一方で**食塩（塩分）ほど、患者自身の摂取している量の感覚と実際の摂取量との間に乖離があるものはありません。**

　私も長い間、腎臓病患者を診察し、また蓄尿を含めて正確な食塩摂取量を算出してきました。「自分は減塩を守っており、かなり減らしている」と自信をもって

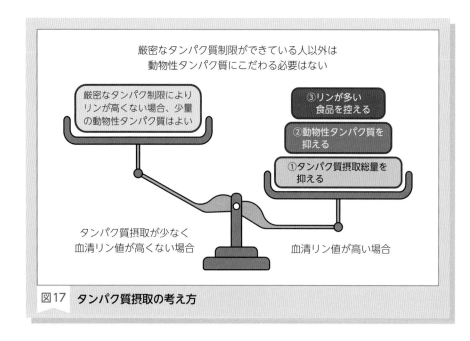

厳密なタンパク質制限ができている人以外は
動物性タンパク質にこだわる必要はない

厳密なタンパク制限により
リンが高くない場合、少量
の動物性タンパク質はよい

③リンが多い
食品を控える

②動物性タンパク質を
抑える

①タンパク質摂取総量を
抑える

タンパク質摂取が少なく
血清リン値が高くない場合

血清リン値が高い場合

図17　タンパク質摂取の考え方

いたある患者は、10人の患者のなかで、食塩摂取量の多いほうから1、2番かお
まけしても3番目くらいでした。意見が合わないため、複数回の検査をしました
が、結果は同じでした。

　食塩摂取量が多い理由は2つに大別されます。一つは単純に食べる総量が多い
もの。この場合、仮に標準的な食塩摂取濃度であっても単純に2倍食べていれば、
食塩も2倍の摂取量になるためです。残りの理由は、地域や家族、そして仕事環
境に集約されました。

## 地域によってかなり異なる食塩摂取量

　図18は年間食塩購入量を県庁所在地別に多い5市、少ない5市を示したもので
す。食塩購入量の上位5市は、東北と甲信越地方です[13]。古いデータになります
が、自治医科大学の学生たちに協力してもらい蓄尿結果より食塩摂取量を求めた
ころ、南西部出身の学生に比べると北部地域出身者のほうが明らかに食塩摂取は
多いことがわかりました。基本的に学生は同じ寮の食事をとっているのですが、
間食などにより差が出ました[14]。つまり、出身地域によって明らかに好みの食塩

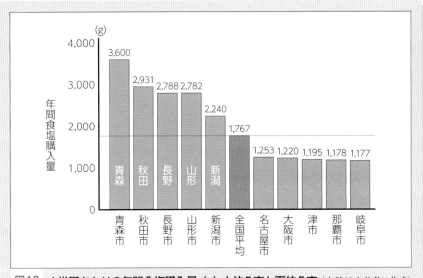

**図18　1世帯あたりの年間食塩購入量（g）上位5市と下位5市**（文献13を参考に作成）

摂取量が異なるのです。

　もともと食塩摂取量が多い地域や家族の場合、本人は減らしたつもりでも、絶対的な食塩摂取量は決して低くはないということを意味しています。そのため、まず患者の普段の食塩摂取量を確認することが大事で、それが減塩指導の第一歩になります。

## 患者の食塩摂取量をまず確かめよう！

　患者の食塩摂取量を正確に知るには、24時間蓄尿が有効です。尿中ナトリウム濃度と尿量がわかれば推定1日食塩摂取量がわかります（66ページ）。また随時尿でも概算ですが食塩摂取量は推定できます。

　ナトリウムは尿中以外にも、発汗による排泄が若干あります。季節や運動量により汗の量が異なりますが、座位で発汗を伴わない仕事に従事している人の場合、とくに心配する量ではありません。しかし、激しい運動をする人や野外での労働者では、発汗量が多く、自然と食塩摂取量が増加気味で、食事の味つけが濃くなっています。問題は、汗をかく運動や仕事が変わっても、食生活が変わらず、食

塩摂取過多になってしまうことです。栄養指導時には若いころの運動や仕事についても聞きとりを行うとよいでしょう。また、汗をかくことで体内のナトリウムを排泄できると考える患者は意外と多いです。自然な運動による発汗は望ましいのですが、ナトリウム排泄のために毎日のようにサウナに入っている人がいました。栄養指導時には生活習慣も聞きとりしましょう。

# 減塩方法のいろは

## 食塩含有量の多い食材を知り、摂取を控える

　説明するまでもなく、食塩含有量の多い食材は、梅干し、塩辛、つくだ煮、漬けものです。また、みそ汁も食塩含有量が多いです。減塩という視点からは、基本的には食べないようにすれば、一定の減塩が可能です。取り組みやすい方法ですので、最初に患者に提案してください。

## 調味料を控える

　各種調味料や昆布茶のような希釈食品には、かなりの食塩が含まれています。昆布茶の原末の半分は食塩ですので、昆布味の食塩水を飲んでいることになります。また、こいくちしょうゆよりうすくちしょうゆのほうが食塩は多いことは、管理栄養士にとっては周知の事実でも知らない患者が多いです。減塩のためには減塩しょうゆに変更する、また、こいくちしょうゆと酢を半分ずつにして酢じょうゆにするなど、具体的な提案を行いましょう。

## どれだけ減塩できたかを確認する

　食塩含有量の多い食材の摂取を控える、調味料を控えることを実施すると、もともとの食塩摂取量が多い人ほど効果が上がります。とにかく最低2週間は徹底的に薄味にするのが秘訣です（111ページ）。その効果を患者と一緒に確認しましょう。効果が上がれば、患者の減塩に取り組む姿勢も変わります。どこまで減塩するかは、減塩による種々の負担増と腎臓病との兼ね合いですので、主治医に

も確認して、患者と一緒に目標を立てましょう。

引用・参考文献

1) 厚生労働省. 日本人の食事摂取基準（2020年版）の概要.（https://www.mhlw.go.jp/content/10904750/000586553.pdf, 2022年10月閲覧）.

2) 日本糖尿病学会編. 糖尿病治療ガイド2022-2023, 東京, 文光堂, 2022, 156p.

3) 厚生労働省. 平成29年国民健康・栄養調査報告.（https://www.mhlw.go.jp/content/000681194.pdf, 2022年10月閲覧）.

4) National Academies of Science. Dietary Reference Intakes for Energy, Carbohydrate, Fiber, Fat, Fatty Acids, Cholesterol, Protein, and Amino Acids. Washington, D.C., National Academies Press, 2005, 639-45.

5) Westerterp, KR. Diet induced thermogenesis. Nutr. Metab.（Lond）. 1（1）, 2004, doi : 10.1186/1743-7075-1-5.

6) 栄涼子ほか. DIT（食事誘発性熱産生）と運動時の体温調節反応. 日本生気象学会雑誌. 38（3）, 2001, 63-9.

7) 辻原命子ほか. 食事誘発性体熱産生（DIT）におよぼす季節ならびに食餌組成の影響. 名古屋女子大学紀要. 家政・自然編. 38, 1992, 39-49.

8) Nair, KS. et al. Thermic response to isoenergetic protein, carbohydrate or fat meals in lean and obese subjects. Clin. Sci（Lond）. 65（3）, 1983, 307-12.

9) 鈴木槇二郎ほか. 特異動的作用に関する研究. 第1報. 栄養学雑誌. 9（1）, 1951, 12-21.

10) Shinaberger, CS. et al. Is controlling phosphorus by decreasing dietary protein intake beneficial or harmful in persons with chronic kidney disease? Am. J. Clin. Nutr. 88（6）, 2008, 1511-8.

11) Noori, N. et al. Association of dietary phosphorus intake and phosphorus to protein ratio with mortality in hemodialysis patients. Clin. J. Am. Soc. Nephrol. 5（4）, 2010, 683-92.

12) 文部科学省. 日本食品標準成分表2020年版（八訂）.（https://www.mext.go.jp/a_menu/syokuhinseibun/mext_01110.html, 2022年9月閲覧）.

13) 総務省統計局. "平成28年（2016年）～30年（2018年）平均". 家計調査（二人以上の世帯）品目別都道府県庁所在市及び政令指定都市ランキング.（https://www.stat.go.jp/data/kakei/rank/backnumber.html, 2022年10月閲覧）.

14) 香川靖雄ほか. 寮内学生の食塩摂取量と塩味嗜好の出身地地域差生化学分析による検討. 栄養学雑誌. 38（3）, 1980, 155-62.

第4章

# 第 5 章

食塩摂取量と高血圧
そして慢性腎臓病との関係は？

　本章では、皆様が漠然とわかっている食塩摂取量と高血圧、慢性腎臓病との関係を明確に理解していただきます。減塩により期待される血圧低下は、年齢が高い人ほど、もともと血圧が高い人ほど、食塩摂取が多い人ほど効果が高いことがわかっています。一方で、減塩に反応しやすい人とそうでもない人がいることもわかりました。減らせば減らすほど降圧に有効な減塩ですが、一人ひとりの減塩目標がわかるように解説します。腎臓が悪くなるほど（ナトリウム排泄がむずかしくなり）血圧が上昇する一方で、減塩効果も高くなります。最後に、患者が減塩沼に落ちないように、どのくらいの期間、減塩をしっかりすれば道が開けるのかを解説します。

# どうして食塩摂取量を
# 減らさなければならないのか？

## 食塩摂取が増えるほど高血圧を来す傾向がある

　管理栄養士にとっては「食塩摂取が増えるほど高血圧を来す傾向がある」ということは、定説になっていると思います。では、この定説はいったいどこから来たのでしょうか？

　今を去ること約60年前、米国のブルックヘブン国立研究所のダール博士は、食塩を摂取しないアマゾンのヤノマミ族には高血圧の人がいないことを聞いて興味をもち、世界各地で食塩摂取量の異なる5ヵ所を調査して食塩摂取量と高血圧との関係を調べたところ、図1で示したようにきれいな直線関係が得られ、食塩摂取量と高血圧との間には強い相関があると発表しました[1]。すなわち「食塩を多

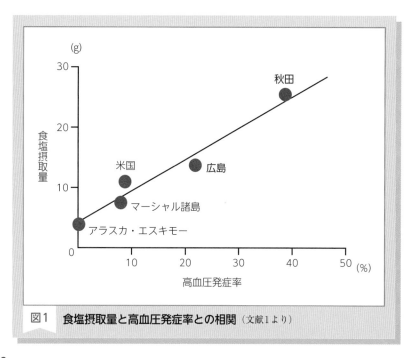

| 図1 | **食塩摂取量と高血圧発症率との相関** （文献1より）

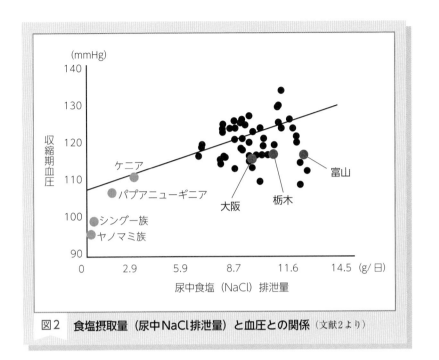

**図2　食塩摂取量（尿中NaCl排泄量）と血圧との関係**（文献2より）

くとればとるほど、高血圧になりやすい」と表明したのです。

　図1はあまりにも印象的で、食塩摂取量が多くなるほど直線的に高血圧の発症率が増えると強く印象づけ、現代の神話としていまだに語られている有名な報告です[1]。その後、1988年にインターソルト研究が報告され、図2のように再び尿中食塩排泄量≒食塩摂取量と血圧との関係が図示されました[2]。前研究ほどではないですが、傾向線が示すとおり、やはり食塩摂取量に応じて血圧が上昇するという結果も得られました。本研究では、日本の3都市（●印）も記されています。ただこの後、この報告をめぐってさまざまな解釈が出てきました。

　そもそもヤノマミ族を代表とする「無塩文化」を続けていた4つの部族／集団（●印）は食生活習慣と遺伝的にやや特殊ではないかとの考えもあり、その4部族・集団（●印）を外すと、食塩摂取が増えるほど血圧が上昇するという傾向線が引けないのではないか？ そのほかに要因があるのではないか？ という疑問が生じてきました。そこで本題に入る前に、まずヤノマミ族について説明します。

## ヤノマミ族などの無塩文化と血圧

　原始人の糞の化石から当時の食事内容が分析され、当時の食事中の食塩は1日1g未満ということがわかっています。今でも原始時代のまま「無塩文化」を続けている民族がいくつかあり、代表的なものとして、アマゾンのヤノマミ族、シングー族、ニューギニア高地原住民などがあげられます。彼らは、調味料としての食塩を使わないため、1日0.5g以下の食塩摂取量で生活しているとの報告があります[3]。彼らの平均的な血圧は100mmHg前後であり、年をとってもほとんど変化がありません。これらから、ヒトは本来多くの食塩は必要としないということがわかります。そして**食塩摂取が多くないと、ヒトは年をとっても血圧が上昇しない**ということも併せてわかりました。こういうと多くの人が、「夏場に暑くて大量の汗をかくと、ナトリウム欠乏性の脱水になって死んでしまう」と考えますが、ヒトの偉大な環境対応システムがあることを後述します（108ページ）。もし対応するしくみがなかったなら、人類はきっと絶滅しています。ヒトは長い間、少量の食塩をやりくりして生きてきましたが、では、ヒトはどこまで食塩を減らすのが合目的なのでしょうか。

## 一般的に減塩するほど血圧は低下する

　その答えの前に、一般的な食生活をしている人が食塩を減らすとどうなるかをみてみましょう。まずは米国での典型的な食事をしている412名を食塩のみ、無作為な順番で30日ずつ濃度を変えて平均血圧を測定したところ、図3のように高食塩から中食塩そして低食塩へと**食塩を減らすごとに血圧は下がりました**[4]。**摂取食塩量が低くなるほど血圧低下幅が大きくなり、減塩効果が強く出ている**ことがわかります。また、数多くの減塩研究を集約して減塩量に対して期待される血圧低下幅を図4に示しました[5]。中心線とばらつき幅をピンク色の面積で表したもので、減塩でよく下がる人、それほど下がらない人など、どちらも一定量の減塩効果があることが示されました。図4からも食塩を6g減らすと、中央値で8mmHg、最小で4mmHg、最大で14mmHg低下することがわかり、米国の報告ともおおむね合うことがわかりました。

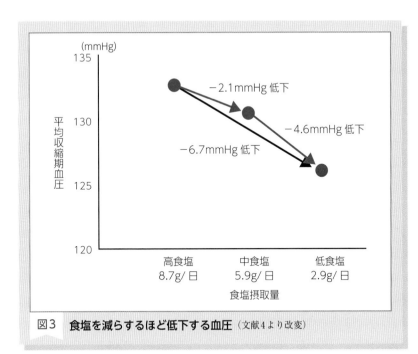

**図3　食塩を減らするほど低下する血圧**（文献4より改変）

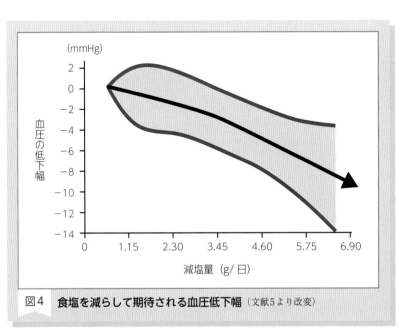

**図4　食塩を減らして期待される血圧低下幅**（文献5より改変）

# 食塩感受性と食塩非感受（抵抗）性とは

## 高血圧の人ほど、食塩摂取が多い人ほど、食塩に敏感に反応して血圧が高くなる

今度は逆に食塩摂取量を増やしていくと血圧はどうなるのでしょうか？ 図5は、食塩摂取を1g増やした際、年齢、高血圧の有無、もともとの食塩摂取量別に、血圧がどのように変化するかを示したものです[6]。年齢が上がっていくほど、食塩1g付加にて血圧が少しずつ上昇していくのがわかります。さらに興味深いのは、高血圧がなかった人に比べて、もともと高血圧があった人ほど血圧が上昇しやすいことです。また、食塩摂取量を3つの群「非常に少ない」「少ない」「普通」の3群に分けて、食塩付加の反応をみたところ、もともと食塩3g以下に厳しく制限している人たちの血圧上昇効果はばらつきが認められましたが、血圧増加は多くはありませんでした。もともと5g以上の食塩摂取していた人たちのほうがたった1gの食塩付加で血圧の上昇幅がもっとも多かったのです。

まとめると、もともと高血圧である人ほど、そして食塩摂取が普通以上の人ほど、わずか1gの塩分付加で血圧が上昇することが明らかになったのです。つまり、**年齢が高い人ほど、もともと高血圧の人ほど、食塩摂取が多い人ほど、食塩摂取に敏感に反応して血圧が高くなる**ことがわかります。

## 食塩削減・付加の影響は、人それぞれ均等なのか？

減塩により、血圧は低下し、年齢が高いほど、もともとの血圧が高い人ほど、食塩摂取が多い人ほど、食塩摂取に敏感に反応することがわかりました。それでは、減塩もしくは食塩付加を同条件にすれば、すべての人が同様に作用するのかどうかをみていきましょう。

## 世の中には、食塩を加えても血圧が上がりづらい人がいる

図6は、減塩食0.5g/日を1週間続けた後に高食塩食15g/日を同じく1週間続けて血圧を測った研究です[6]。人それぞれに反応が異なり、血圧が上がりやすい

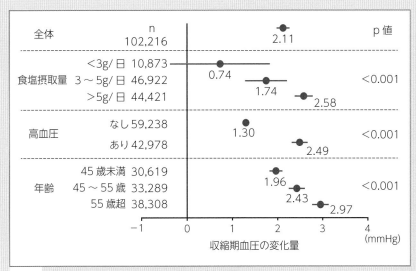

図5　**食塩摂取1g増加時の収縮期血圧の変化量**（文献6を参考に作成）

グループと血圧の上がり幅が少ないグループがあることがわかりました。そこで一般的に血圧が10％以上上がるグループを食塩感受性、10％未満のグループを食塩非感受性（抵抗性）と呼ぶようになりました。その後の研究で、食塩付加で血圧が上昇する、食塩感受性ありの人の割合が、日本人では約50％、欧米人では約30％、アフリカ系アメリカ人では約80％に存在することがわかってきました[6]。

　そうすると、なぜ食塩付加で血圧が上昇する食塩感受性の人と、あまり反応が強くない人に分かれたのか疑問に思います。この食塩感受性メカニズムは、腎臓におけるナトリウム排泄機能の違いやナトリウム貯留性ホルモンであるアルドステロンやその受容体である鉱質コルチコイド受容体関連の問題、免疫・炎症細胞の食塩感受性機序に関与している、遺伝的に糸球体数が少ないためではないかなど、いろいろ取り沙汰されていますが、まだはっきりとはわかっていませんので、本書では詳細は割愛します。

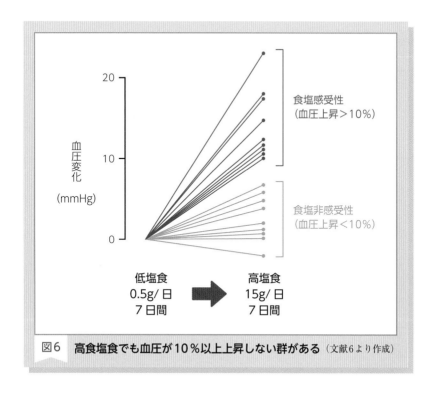

図6　**高食塩食でも血圧が10％以上上昇しない群がある**（文献6より作成）

## 食塩感受性と食塩非感受（抵抗）性の人の違い

　図2（91ページ）に戻ると、ヤノマミ族、シングー族のような無塩文化の人々や、ケニアやパプアニューギニアの人々のように無塩文化ではないにしても自然塩中心での生活をしている人々と、食塩を比較的多くとっている都市生活者を同列に扱ってよいものかという疑問が生まれるのもある意味自然なことです。そこで、ヤノマミ族、シングー族、ケニア、パプアニューギニアの4集団を除くと、当初いわれていたような、食塩摂取量で血圧が上昇するとは断言できない図になります。強いていえば、食塩摂取量が増えると血圧が上がるように見えなくはない程度になります。つまり、図2には食塩非感受（抵抗）性の人たちがかなり混ざっているために、傾向がはっきりしないと考えるのが素直な印象ではないでしょうか？ そうすると食塩感受性と食塩非感受（抵抗）性の人のどこがどのくらい違うのかに注目されます。

# 血圧の目標値はどのようにして決まる？

## 血圧はどのようにして決まるのか？

　海の魚は海水に暮らしており食塩が豊富ですが、血圧は非常に低く、20〜40mmHgといわれています。水中のため重力の影響が弱く、わずかな圧力でも血液を身体中に送ることができるため、血圧は低くてかまわないのです。逆に世界一血圧が高い動物として知られているのがキリンで、おおよそ260/160mmHgといわれています。その理由は簡単で、キリンの頭は高い位置にあり、そこまで血液を送る必要があるからです。心臓から脳までは約2mもあるため、脳まで血流を押し上げるには260/160mmHgという高い血圧が必要というわけです。そのような観点から多くの**動物の血圧をみると、心臓から頭への高さと関係がある**ことがわかります。人の血圧を推定すると120〜100/70〜80mmHgという結果が導き出せます。実際、現代でも若者、とくに若い女性は、収縮期血圧100mmHg以下の人も多くいます。さらにヤノマミ族に代表される無塩文化に属している人々の血圧はおおむね収縮期100mmHgであり、また年齢を重ねても上昇しないため、**人類の基本的な血圧は100/70mmHg前後**ではないかと思われます（図7）。

## 目標血圧も年を経るごとに本来あるべき血圧に近づいてきた

　種々の高血圧のガイドラインが、臨床試験の結果により目標血圧を引き下げたり、またあるときはそれぞれの立場で維持したり、表現を変えたりして、日米欧三すくみとなり、よくわからなくなっている人も多いと思います。

　一方で、本来あるべき血圧の値が、さまざまな合併症を減らしていくであろうことは自然の摂理であり、結果的に10年単位でみるとだんだん血圧管理が厳しくなる方向になっています。実際、私が医師になった1980年代初頭、目標血圧は70歳未満で160/95mmHg未満という今から思えばかなり高い数値でした。もっともその時代は、降圧薬としてのカルシウム拮抗薬（CCB）の実質的な初剤であるアダラート®はあったもののアンジオテンシン変換酵素阻害薬（ACE阻害

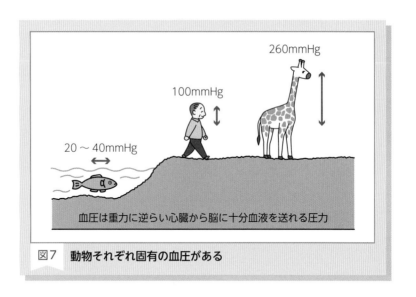

図7に示すように、

260mmHg

100mmHg

20 ～ 40mmHg

血圧は重力に逆らい心臓から脳に十分血液を送れる圧力

**図7　動物それぞれ固有の血圧がある**

薬）の一番手カプトプリルが出たばかりであり、現在の主力である、アンジオテンシンⅡ受容体拮抗薬（ARB）、直接的レニン阻害薬、選択的アルドステロン拮抗薬などは姿もかたちもない時代でしたので、目標値を下げられても達成できないのが実際のところでした。

　その後の変化は図8に示すように、新薬の降圧効果と臨床試験の結果に背中を押されて目標値は低下してきています。『高血圧治療ガイドライン2019』[7] では、正常血圧120/80mmHg未満とされ、ほぼ本来あるべき姿に血圧管理が近づいてきたともいえます。私は20年前から、正常血圧目標は人があるべき姿に収束していくであろうという確信があり、結果的にガイドラインが追いついてきたのが現実です。

# 減塩目標はどうする？

## 食塩をどのくらい制限すると血圧改善に効果的なのか？

　図9は、食塩を減らしていったときに高血圧患者の割合をみたものです[8]。図

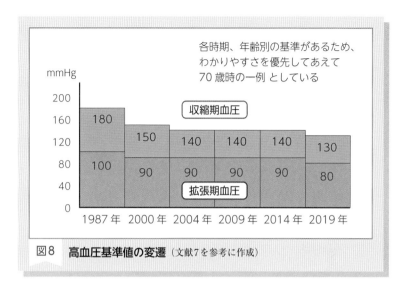

**図8　高血圧基準値の変遷**（文献7を参考に作成）

9をみるとあることに気づきます。食塩摂取量4g以下ではほとんど高血圧患者はいません。これはヤノマミ族を代表とする「無塩文化」ではほとんど高血圧の人がいない事実と合致します。すなわち**食塩摂取量を1日4g以下にすれば、ほとんど血圧は上昇しない**ことになります。しかし、当然実施困難で、とくに日本食を食べている私たちにはむずかしいゴールです。

　それでは逆に食塩6g以上をみてください。1日の食塩を24gから6gに下げていっても思ったより高血圧患者の割合は減りません。このレベルは食塩非感受性（抵抗性）の患者が多く、食塩感受性の人でも、減塩効果がかなり制限されているレベルであることがわかります。すなわち、1日食塩6gから24gの領域では、減塩したほうがよいことは間違いありませんが、減塩レベルとしてはまだ不十分ということになります。

## 食塩1日6g以下が効果的な理由

　それでは、図9 [8)] の食塩摂取量1日4〜6gをみてください。ここで食塩摂取量により高血圧患者の割合が急速に変化しています。食塩摂取量1日4〜6gの領域になると食塩感受性の人でも減塩の程度に応じて高血圧になる割合が急速に減っています。そのため日本高血圧学会は高血圧の治療においては1日6g未満を推奨

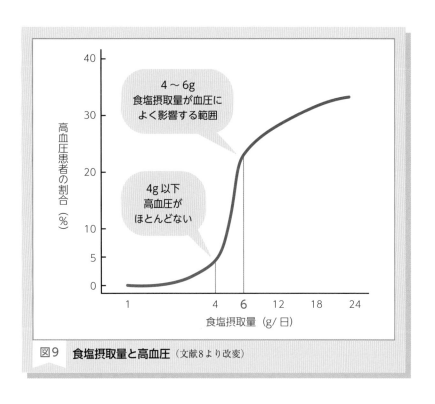

図9　**食塩摂取量と高血圧**（文献8より改変）

しています[7]。正常血圧の人でも高血圧の予防のために減塩の意義は大きいと考えられます。日本では食塩摂取がまだ多く、一般の人の減塩目標については、男性は1日8g未満、女性は7g未満とされています。日本よりもともと食塩摂取量が少ない欧米のいくつかの国では、一般の人にも6g未満を推奨しています。また、世界保健機関（WHO）も、成人の減塩目標を5gにしました（図10）[9]。

## 血圧だけではない減塩の重要性

　減塩の重要性が少しわかってきたところで、さらに減塩をしている群（低塩食群）と高塩食群で各種死亡率を比較したものを示します（図11）[10]。食塩摂取が多い群は減塩している群と比較して心血管疾患をはじめとする総死亡の危険度が増していることがわかります。さらにはっきりさせるため、食塩感受性のあるグループとないグループで同様の検討をした報告があります（図12）[11]。

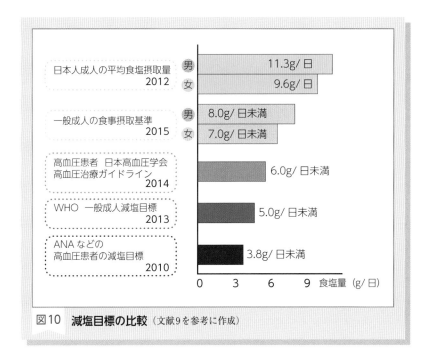

**図10　減塩目標の比較**（文献9を参考に作成）

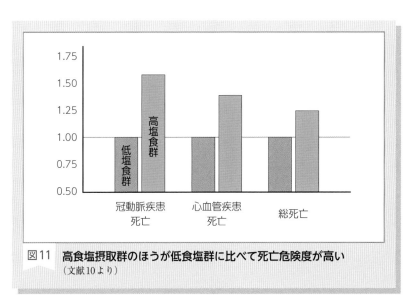

**図11　高食塩摂取群のほうが低食塩群に比べて死亡危険度が高い**
（文献10より）

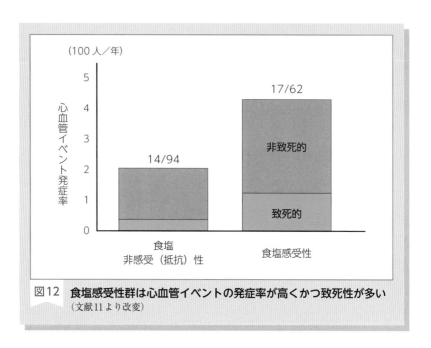

**図12** 食塩感受性群は心血管イベントの発症率が高くかつ致死性が多い
（文献11より改変）

## 食塩感受性のある人は心血管疾患の発症に注意

　図12のように、食塩非感受（抵抗）性の人に比べて食塩感受性の人は心血管イベントの発症率が高くかつ致死性疾患が多いことがわかりました[11]。よりいっそう減塩して血圧を管理する重要性がわかったことと思います。

## 食塩感受性のある人は夜間に血圧が下がらない？

　夜間に血圧が下がらないというとどこが悪いの？　という印象をもつかと思います。実は、夜間血圧が昼間より10〜20％ほど下がることが正常で、これを「dipper型」といいます。このdipperとは、日本語に直訳すると水を汲むひしゃくのことです。普通は、起きているときの平均血圧から夜間の血圧が10％以上「ひしゃく」のように低下します。食塩感受性の場合、夜間の血圧が10％未満しか下がらないことが多く、これを「non-dipper型」といいます。

　つまり、食塩感受性がある高血圧患者はnon-dipper型であることが多く、減塩によって昼間より夜間の血圧が大きく下降し、血圧日内変動が正常化すること

が多いとされています。このことからも減塩がすすめられます。

# 慢性腎臓病の人は一般の人と比べて<br>減塩が必要なのか？

## 腎機能が悪くなるに従い血圧が上がりやすくなる

　腎機能別に食塩摂取量によって血圧調整範囲がどう変わってくるかを図13に示しました[12]。縦軸が「平均血圧」ですので注意してください。糸球体濾過量125mL/minの腎機能正常例をまずみてください。横軸に食塩摂取量を示していますが、血圧の調節域はほぼ横長で食塩の影響が少ない、もしくは限定的であることがわかります。次に、真逆の糸球体濾過量25mL/min以下の昔でいう腎不全領域の、腎機能が低下したグラフをみてください。食塩摂取量が増えるに従って

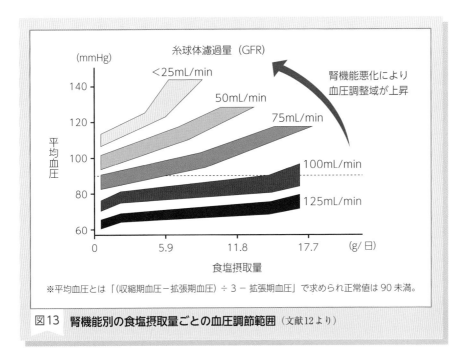

※平均血圧とは「(収縮期血圧－拡張期血圧)÷3－拡張期血圧」で求められ正常値は90未満。

図13　**腎機能別の食塩摂取量ごとの血圧調節範囲**（文献12より）

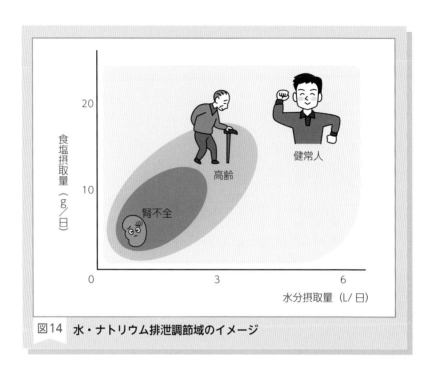

図14　水・ナトリウム排泄調節域のイメージ

急速に血圧調節域は上昇して、容易に高血圧領域になることがわかります。逆にいうと腎機能が悪化してしまうと血圧を上げない限り、食塩の排泄ができないともいえます。この間の腎機能では、図13に示したように、**腎機能が悪くなるに従って血圧の調整域が上昇して、血圧が上がりやすくなります**[12]。

## 腎臓が悪くなるほど（食塩排泄がむずかしくなり）血圧が上昇する

　図13[12]から見方を変えると、食塩摂取が増えても腎機能が悪くない限り血圧の調整が可能であるともいえます。逆に、慢性腎臓病では十分な減塩をしない限り血圧が上昇するともいえるため、腎機能が正常な人に比べて、よりいっそう減塩をすべきですし、そうすることで降圧効果が上がります。

　次に、食塩摂取量からみた水分の調節域のイメージを図14に示します。この値から外れると、水分が多いときには浮腫（むくみ）となり、逆に少ないときは脱水になります。腎機能が正常であれば飲水量が1日6L以上でも調節可能ですが、

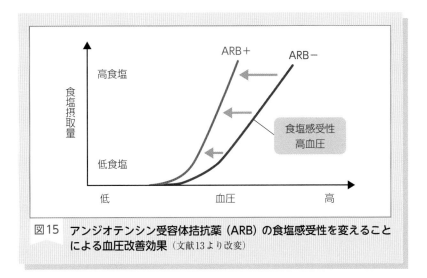

図15　**アンジオテンシン受容体拮抗薬（ARB）の食塩感受性を変えることによる血圧改善効果**（文献13より改変）

腎機能が落ちてくる高齢者では調節域が狭まり、さらに腎不全になると水分調節域はかなり狭くなります。このため、食塩が少し多くなったり、水をとりすぎるとすぐにむくんでしまいますし、水分が不足すると脱水になりやすく注意が必要です。

## 慢性腎臓病患者の食塩感受性は弱められる？

　ここまで、食塩感受性がある人は、食塩摂取にて高血圧を来しやすいだけでなく、心血管合併症を起こしやすく、さらに慢性腎臓病になれば、血圧が上がりやすくなるので、さらに減塩をしっかり指導しましょう、などと気が滅入る話ばかりでした。救いの道はないものかと思った人も多いと思います。実は、今後もう少し多くの降圧薬に広がりそうですが、ある種の降圧薬（アンジオテンシン受容体拮抗薬［ARB]）に食塩感受性を軽減している結果がいくつも認められるようになりました。一例を図15に示します[13]。

　図15の黒線が本来の食塩感受性高血圧の圧曲線を示しています。食塩が増えるほど黒線は右側に動き、血圧は高くなります。そこでARBを投与すると、ピンク線のように圧曲線は立ち上がるようにみえます。圧曲線が立ち上がるということは、食塩が増えていった割合には右側に移動しません。すなわち血圧が上がっ

ていないことになります。単純に食塩が増えても血圧が上がらない、すなわち食塩感受性が低下したと考えても構いません。ARBは広く使われているため、気がつく前に処方されていて、すでに恩恵を受けている患者がいるかもしれません。

# 食塩摂取量と食塩排泄量は バランスがとれている？

## いつもの倍の食塩を摂取しても 3〜4日間かけてゆっくり排泄する、逆も真なり

　ヒトの身体では、いつも適切な量になるように腎臓と汗で体内ナトリウム量を調節しています。ですから、いつも1日10gの食塩をとっている人は、基本的に汗と尿から食塩を10g排泄するように調節されています。

　食塩摂取量がゆるやかに増えたり減ったりしていくと、基本的に摂取量に見合う排泄量の調節が行われますが、急に多くなったり少なくなったりしたときには、どのように調節すると思いますか？ 太古の昔は、安定的な食事はとれないことが多かったと思われます。たとえば大漁で魚をたらふく食べて20gの食塩を摂取した後、不漁で食べられず食塩摂取量5gが続く……、と考えたらどうでしょうか？ 20g摂取したときに20g排泄してしまったら、急に5gに減ると食塩不足になるかもしれません。ヒトを含む動物には、危険回避、激変緩和のシステムが備わっており、飢餓、食塩不足などのときにも困らないようになっています。

　食塩を例に、図16で具体的に説明します[14]。1日目、2日目は、上の濃いピンク色部分がその日の食塩摂取量で10gです。その下が尿から排泄された食塩量ですが、食べた食塩量と同じ量の10gの食塩を排泄しています。ヒトは安定した食事をとっていれば、1〜2日目のように食べた量に見合った食塩排泄があり、体内のナトリウム濃度は一定になっています。

　さて3日目ですが、いきなり普段の倍の20gの食塩を摂取しました。昔でいえばうまく獲物がとれた日でしょうか？ さしずめ現代では、宴会旅行などにあたります。そうすると尿中に20g出るかと思いきや、いつもの10gに増えた分の半分

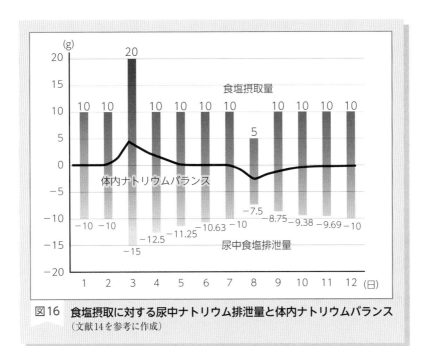

**図16　食塩摂取に対する尿中ナトリウム排泄量と体内ナトリウムバランス**
（文献14を参考に作成）

第
5
章

の5gを足した15gしか尿中に出ません。5gの貯留は急減するための保険のように、もともと食塩摂取が3gの人であれば予備貯留分として体内に残されます。みなさんも食べすぎたり飲みすぎたりした翌日は、何となく顔や身体が腫れぼったく感じることがあると思いますが、これは正常な生理現象です。

　そしてまた普段の食塩10g食に戻るとどうなるでしょうか？　4日目の尿中食塩排泄量をみてください。普段の10gに加えて、残っているはずの5gの半分の2.5gと合わせて12.5gが尿から出ます。もう余分には2.5g残っているだけですので、身体はずいぶんスッキリとしてきました。そして食塩摂取量がいつもどおり10gの場合、翌日の5日目には残っている2.5gのさらに半分の1.25gを合わせて11.25gの食塩を排泄します。このあたりで、もうむくみ感はなくなっていると思いますが、一応、6日目には同様に理論上10.63gを排泄し、7日目（食塩を多く摂取してから4日目）にはめでたく解消となる段取りです。つまり、ヒトを含めた多くの動物では、激変に備えて3〜4日かけてゆっくりと調整するシステムが身体に備わっています。

では、逆に食塩摂取が少なかった場合はどうでしょうか？ 命の危険にさらすほどの実験はできませんので、8日目に普段10gの食塩摂取量を5gに減らしたところ、前日からの延長でもあり、同様に減った量5gの半分の2.5gを余分に排泄します。以下、同様に食塩10gを摂取しても、不足分のさらに半分が失われて、減らして8.75gが尿中に排泄されます。このようにしてヒトは激変を緩和しつつ、身体の恒常性を保っているのです。

　食塩が減った場合の注意点ですが、身体は食塩喪失の危険と感じた場合、若干の時間差があるものの尿中食塩喪失を0近くに減らせることがわかっていますので、連続した食塩喪失時はこの限りではありません。

## 多量に汗をかく炎天下労働者
## ならびにアスリートはどうすればよいのか？

　多量に汗をかく炎天下労働者ならびにアスリートは、人によりますが1日20〜30gも食塩を摂取する人が少なくありません。食塩摂取が豊富な場合、汗1L中には3g近い食塩が含まれており、汗の量によりますが6Lの汗をかけば17〜18gは汗から出る計算です。しかし、急に食塩や水分が十分に摂取できなくなると、身体にナトリウムをためるように調節します。太古の昔から厳しい環境は幾度となく訪れており、人類はくぐり抜けてきた歴史があります。それは、条件さえそろえば生命の危機を回避できるしくみをもっているからです。 図17 [15)]では、食塩摂取1日20gを継続している15日目から25日目では、汗1L中には2g近い食塩が含まれており、汗7L中では食塩14gが含まれています。残りの食塩6gを尿から出しています。

　次に、食塩摂取を1日11gに減らしました。当初、急に食塩摂取が減った分、まず尿から食塩排泄が急減しました。そして少し遅れて汗の食塩濃度が半分の1g/Lに減少して、結果的に汗からの総食塩排泄が減少し、さらに遅れて急減した尿からの食塩排泄が少し戻して、結果的には尿から4g、汗から7g（1g/L）となり安定しました。

　最後に食塩摂取を1日6gまで減らした35日目から45日目では、やはり同様に最初は尿中食塩排泄を1g近くまで減らした後、汗の食塩濃度を0.5g/Lまで下げていき、同様に汗からの総食塩排泄量が一時3.5gまで下がりました。結果的に

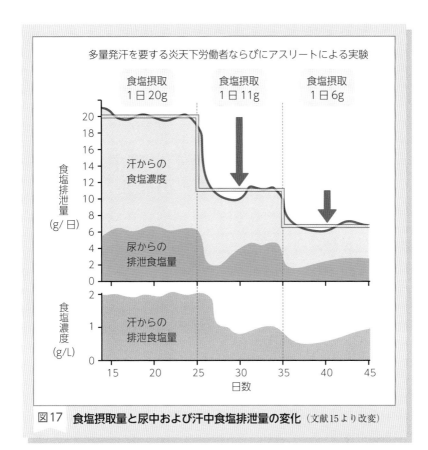

図17　**食塩摂取量と尿中および汗中食塩排泄量の変化**（文献15より改変）

は段階的に食塩摂取1日6gまで減らしていき安定すると汗の塩分濃度が1g/L以下となり、尿から2g、汗から4gで安定しました。

　実験はこれで終了ですが、この実験の最後に腎臓は再調整のうえ、安全上の緩衝目的で尿からの食塩排泄量を多めに戻しています（緊急時に、一時的に尿中食塩排泄を下げるため）。まだまだ調節能力は残っていそうです。

　さて、さらに下げる実験は人道上むずかしいのですが、本書で何度も登場しているヤノマミ族の場合はどうでしょうか？ 腎臓は食塩分不足時、食塩排泄を原理上0にできる能力をもっています。あとは汗の食塩濃度をどこまで下げられるかになります。この実験でも汗の食塩濃度を0.5g/Lまでは下げていますので、7Lの汗ならば3.5g/日の食塩摂取、2Lの汗ならば1g/日の食塩摂取でも理論上は大

丈夫になります。

　まとめると、ヒトには適応能力があり、3〜4週かけてゆっくりと段階的に食塩摂取量を減らしていけば、尿や汗からの食塩喪失量も調整できて、厳しい環境下でも生存できる可能性が示されました。

# 食塩制限がむずかしい理由は
# 食塩濃度の慣れの問題

## 薄味は慣れが肝心

　病状など必要により食塩制限をしようとしても実際は挫折する人がかなり多いです。大きな理由としては、ご想像どおり、生来生まれてから「その人にとっての味＝その人にとっての食塩濃度」で長い間暮らしてきたことによります。いきものとして必要とされた食塩量は1日0.5〜1.0gほどですが、文明化により、保存のための食塩、調味料としての食塩、そして米、パンなどの主食の違い（米は食塩に親和性のあるおかずに合う）などにより、地域的な特性とばらつきが強く認められます（90ページ）。これが生理的必要量とまったくかけ離れているため食塩摂取量の地域的違いがより強く出ますし、地域ぐるみそして家族内での食塩順応のため、より食塩制限がしにくくなっている要因です。まず最大の問題は「食塩濃度、味に慣れ」です。

## 慢性腎臓病患者は塩味を感じにくい？

　では、慢性腎臓病患者は、どうすれば薄味に慣れるのでしょうか。そもそも慢性腎臓病患者には味覚障害が存在していることが知られています。図18-Aは、どの濃度になったら塩味を感じるかという研究です[16]。一般ボランティアはほとんどの人が食塩濃度0.6％で塩水と認知でき、1.0％ですべての人が区別できましたが、慢性腎臓病患者では、0.8％で認知できる人が一番多く、なかには1.6％の高濃度でないと塩水と認知できなくなっていました。すなわち、**慢性腎臓病患者には少なくとも塩味に対する味覚障害があり、どうしても食塩が濃い味になりやす**

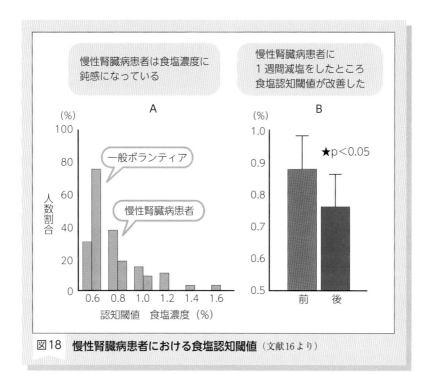

図18　**慢性腎臓病患者における食塩認知閾値**（文献16より）

第5章

いのです。これが減塩を妨げる一因になっていると思われます。慢性腎臓病による味覚障害は、ある種の薬剤使用、亜鉛欠乏、糖尿病などさまざまな原因が関連しているとされていますが、本書では詳細は省きます。では、味覚を改善する方法はあるのでしょうか？

## 最低2週間徹底的に薄味にするのが秘訣

　口の中には味蕾という味覚の受容器が約6,000個あります。味蕾はおよそ100個の味細胞が集まってできており、味細胞の寿命は平均10.5日と比較的短く、次々と新しい細胞に入れ替わります。ここに改善のヒントがあります。

　図18-Bをみてください。慢性腎臓病患者の食塩認知閾値は0.9g近くでしたが、1週間減塩をしっかり行ったところ、食塩認知閾値は0.75g近くに改善していました[16]。わずか1週間で20％弱食塩を減らしても、同じように塩味を感じる、逆にいえば食塩を減らせることになります。**味細胞の寿命は平均10.5日であるた**

め、もし2週間きちんと食塩を控えれば、より食塩感受性のある味蕾に入れ替わることから減塩目標に到達しやすくなるかもしれません。食塩認知閾値をリセットするためにも、まず患者には2週間のしっかりとした減塩の実施を指導しましょう。

<u>引用・参考文献</u>

1) Dahl, LK. Possible role of chronic excess salt consumption in the pathogenesis of essential hypertension. Am. J. Cardiol. 8（4）, 1961, 571-5.
2) Intersalt : an international study of electrolyte excretion and blood pressure. Results for 24 hour urinary sodium and potassium excretion. Intersalt Cooperative Research Group. BMJ. 297（6644）, 1988, 319-28.
3) Oliver, WJ. et al. Blood pressure, sodium intake, and sodium related hormones in the Yanomamo Indians, a "no-salt" culture. Circulation. 52（1）, 1975, 146-51.
4) Sacks, FM. et al. Effects on blood pressure of reduced dietary sodium and the Dietary Approaches to Stop Hypertension（DASH）diet. DASH-Sodium Collaborative Research Group. N. Engl. J. Med. 344（1）, 2001, 3-10.
5) Mozaffarian, D. et al. Global sodium consumption and death from cardiovascular causes. N. Engl. J. Med. 371（7）, 2014, 624-34.
6) Fujita, T. et al. Factors influencing blood pressure in salt-sensitive patients with hypertension. Am. J. Med. 69（3）, 1980, 334-44.
7) 日本高血圧学会高血圧治療ガイドライン作成委員会. 高血圧治療ガイドライン2019. 東京, ライフサイエンス出版, 2019, 282p.
8) 橋本尚夫. 食塩と高血圧の関係はどこまで解明されたか. 日本醸造協会誌. 91（1）, 1996, 15-9.
9) 日本高血圧学会ホームページ.（https://www.jpnsh.jp/, 2022年10月閲覧）.
10) Tuomilehto, J. et al. Urinary sodium excretion and cardiovascular mortality in Finland : a prospective study. Lancet. 357（9259）, 2001, 848-51.
11) Morimoto, A. et al. Sodium sensitivity and cardiovascular events in patients with essential hypertension. Lancet. 350（9093）, 1997, 1734-7.
12) Brenner, BM. et al. Glomeruli and blood pressure. Less of one, more the other? Am. J. Hypertens. 1（4 Pt 1）, 1988, 335-47.
13) 西山成. 組織内レニン－アンジオテンシン系（RAS）の働き. 医学のあゆみ. 261（8）, 2017, 803-6.
14) Simpson, FO. Sodium intake, body sodium, and sodium excretion. Lancet. 2（8601）, 1988, 25-9.
15) 橋本壽夫. 汗と塩分補給. たばこ産業塩専売版. 1988,（https://hts-saltworld.sakura.ne.jp/salt6/salt6-88-09.html, 2022年10月閲覧）.
16) Kusaba, T. et al. Sodium restriction improves the gustatory threshold for salty taste in patients with chronic kidney disease. Kidney Int. 76（6）, 2009, 638-43.

# 太っている人、痩せている人の 腎臓病食事療法

　太っていたら痩せる、痩せていたらこれ以上痩せない という、きわめて当たり前のことを正面から議論しよう というかなり例外的な章です。太っている人はどうした ら太るのかということを、気が遠くなる長い間努力し続 けて結果を出してきた大相撲数百年の歴史から紐解いて いき、その太り方を学びます。そこから逆説的に太らな い（痩せる）秘訣を明らかにしていきます。痩せている 人は、基本的に十分なエネルギーをとったうえで、痩せ ないための秘訣と太り方、そして危険な痩せ方を避ける 方法について解説します。

# 太っている人の食事療法

## 太るためにはどうしたらよいのかを知り、逆を実行する

慢性腎臓病患者のなかには太っている人もいます。管理栄養士のみなさんは、腎臓病の食事療法はもちろんですが、まずは適正体重に導く栄養指導を行っているかと思います。なかには何度も減量を試みたにもかかわらず、結果として体重は変わらず、もしくはリバウンドして逆に増えたという患者もいるでしょう。本書はダイエット本ではないので痩せるための方法を示すことはしませんが、どうすれば太るのかについて、実際に太ることを実践している相撲部屋の知識を参考にしながら、太るための秘訣から逆に痩せるためにやってはいけないことを導き出していきましょう。

まずは、ある相撲部屋の力士の1日を追っていきましょう。相撲部屋の1日は朝早くからはじまります（図1）[1]。ここにいくつかのポイントがあります。

| | | |
|---|---|---|
| 6:00 | 起床 | 番付の低い力士から先に起きて、土俵準備。 |
| 7:00 | 稽古 | 番付の低い順に稽古を行う。<br>稽古は大体、同じ階級の仲間。 |
| 9:00 | 関取稽古 | 関取衆が稽古をはじめる。<br>ほかの力士の相撲を見て勉強する「見取稽古」といわれる稽古もある。 |
| 10:30 | 稽古終了・風呂 | 稽古場の掃除やちゃんこ場の手伝い、風呂の準備。<br>番付の上位順に風呂に入る。 |
| 11:00 | 昼ちゃんこ | 親方・関取衆から順番に食べる。 |
| 14:00 | 昼寝・休憩 | 力士は「体を大きくすること」が大切。<br>そのために必要なのは食事と食後の睡眠。 |
| 16:00 | 掃除・ちゃんこ番 | 大部屋や玄関、稽古場などを掃除。<br>ちゃんこ番は食事準備。 |
| 18:00 | 夜ちゃんこ | 相撲部屋の食事は基本的に昼と夜の2食制。 |
| 19:30 | 自由時間 | |
| 23:00 | 消灯 | 明日のために早めに就寝。 |

図1　力士の1日（文献1を参考に作成）

①ほかの力士の相撲を見て勉強する「見取稽古」といわれる稽古まで含めると、朝7時から3時間半の稽古を行い、大きな身体をよく動かすため、かなりのエネルギー消費がある。

②朝昼合同の昼食を11〜12時ごろに食べるが、これは前日夜から16時間の空腹状態で、激しく長い運動後の食事である。

③お腹いっぱい食べた後、しっかりと昼寝をする。

④夕方には夜ちゃんことして、鍋物を中心にご飯を大量に摂取し、その後しっかりと就寝する。

　個人差はありますが、一説には力士は1日8,000kcalくらい摂取しているとのことです。まとめると、**伝統的に1日2食**である（1回目の食事は朝稽古終了後の11時前後、夕食は18時前後）、朝稽古後の食事まで**16時間前後食べない**という飢餓状態をつくり、**空腹時に激しい早朝トレーニング**を行う、そして**運動後の大量の食事と直後の睡眠（昼寝）**、が太るためのポイントであることがわかります（図2）。

## 大相撲数百年の知恵からわかったこと

　「伝統的に1日2食である」ことから考えていきましょう。1日2食という長時間の空腹により、身体は一時的に飢餓状態となります。そうすると基本的には、通常よりすべての栄養素において吸収亢進が起こり、身体だけでなく頭も血糖低下作用により無意識の飢餓状態になることよって、食事を多くとりやすくなるばかりでなく、身体に脂肪などのかたちでエネルギーを蓄積するようになります。すなわち体重増加の方向になります。

　飢餓状態での運動ですが、これは当然、飢餓状態をさらに亢進しますが、飢餓状態であるために通常の血液中のエネルギー源である血糖はすでに消費済みで、肝臓からのグリコーゲン分解もすでに余力がなく、皮下脂肪より燃えやすい内臓脂肪などを分解することによって糖新生が亢進してきます。ですから**10数時間の飢餓状態では皮下脂肪などはまだ分解されていません**。そして運動によって筋肉も壊れますが、その後のエネルギーとタンパク質補給、昼寝によって、よりパワーアップした筋肉に再構成されます。内臓脂肪を落としつつ筋肉量の増加を図り、余ったエネルギーは皮下脂肪などに再蓄積され、いわゆる力士型の肥満がか

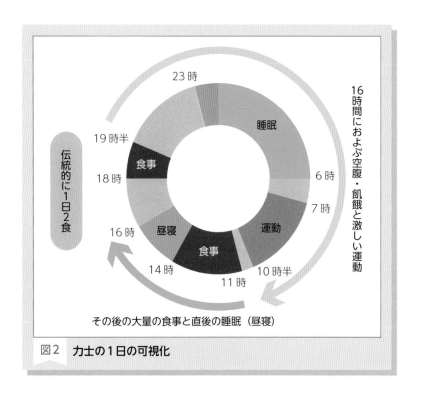

図2　力士の1日の可視化

たちづくられます。

## 太らないためには飢餓が大敵

　つまり、太らないためには飢餓が大敵であり、長時間の食事抜きは控えるべきで、朝食は抜かないことが大相撲からの知恵といえます。また、食事後の昼寝もエネルギー貯留に大きな役割を果たすため、食後数時間の血糖や血中中性脂肪が高いときには、睡眠による蓄積に向かうことがないように、活動を続けることで過剰なエネルギーを適切に代謝させることが望ましいといえます。

　現在、太っている人（太りたくない人）は、そもそもの食べすぎの改善はもとよりですが、たとえ同じ量の食事をとっても、①飢餓にしない（長時間の食事抜き、朝食抜きをしない）②食べたあと数時間は横にならない（昼寝をせず、夜遅くの食事を避ける）、③空腹で運動しない、ことが太りづらい生活習慣であると考えられます（図3）。

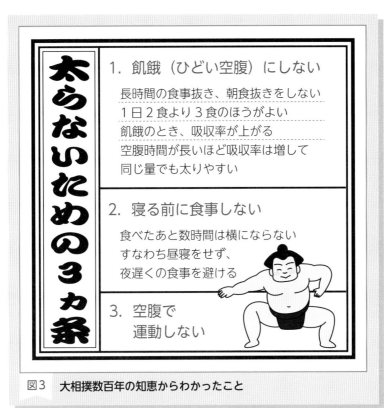

図3　大相撲数百年の知恵からわかったこと

# 痩せている人の食事療法

## もし水分だけで食事をとらないとどうなるのか？

　ヒトは、何も食べられなくても、水分だけでもしっかりと摂取すればしばらく生きていくことはできます。しかし、当然ながら食物を食べなければすぐにエネルギー不足になります。また、タンパク質も25g/日は必要です。そのほか食塩を含む各種電解質やビタミン類なども不足していくことは容易にわかります。それでは、水分だけで食事をとらないとどうなっていくのかをみてみましょう。図4に体格や年齢により変化するイメージを示します。

117

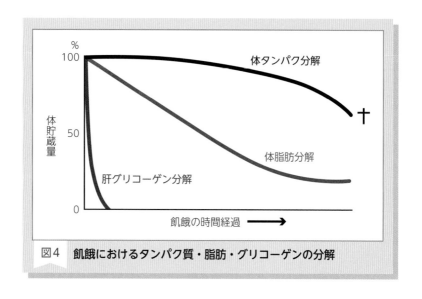

図4　飢餓におけるタンパク質・脂肪・グリコーゲンの分解

　食事は摂取できずに水分のみが摂取できた状態では、最初に血液中の血糖が急速に低下をはじめます。それを補うために肝臓でグリコーゲンが分解されていきます。肝臓にはグリコーゲンが80g前後貯蔵されています。一般的な糖の消費量は、1時間あたり4〜6gですから13〜20時間くらいで枯渇することになります。

　そうすると少し前から体脂肪の分解がはじまります。体脂肪量は個人差があるため、どこまでということは言えませんが、体脂肪の蓄積が多い人ほど体貯蔵量が割合的には低いところまで減少していきます。脂肪は1gが9kcalですので1日1,800kcal消費しても体脂肪の燃焼が200gで済むため、かなりの日数は稼ぐことができます（あくまでも理論上です）。

　一方で、脂肪分解とともにエネルギーとは別にタンパク質は1日25g必要ですので、体タンパクの分解も同時に起こってきます。体脂肪が少ない人はさらに体タンパクもエネルギー源として分解が早まります。そして最終的には体タンパク分解が30％近くになると、各種臓器の機能不全が生じて、残念ながら生命の灯火が失われることになります。

## 理想的な減量方法は
## 日々のエネルギー摂取量を少しずつ減らすこと

　つまり、痩せないためには、グリコーゲンがなくなる13～20時間より前には、食事をとるべきということがわかります。この点から考えると、夜間からの空腹が続いている朝には、グリコーゲンが枯渇気味になっているため、日中の活動も考えてかならず朝食はとったほうがよいという結論になります。急激なエネルギー不足（食事量低下、ダイエットなど）では、脂肪燃焼に加えて、重要な体タンパクも次第に減少していきます。そのため過激な減量、言葉を変えると絶食に近いダイエットは、体タンパク（その多くは筋肉）の減少につながり、生命維持に悪いばかりでなく、再吸収能が異常に亢進して、いわゆるリバウンドにつながります。理想的な減量方法は、**日々のエネルギー摂取量を少しずつ減らして、ゆっくりと減量していくという緩徐な体重減少が望ましい**と思われます。

## 痩せすぎると怖い！

　痩せていって脂肪がなくなるのはよいですが、まだまだエネルギー不足になる場合、貴重な体タンパク、主に筋肉を燃やしてエネルギー源にします。ヒトの筋肉をエネルギー源として燃やしてしまうことは、大きなリスクをはらんでいます。
①筋肉が燃えると、窒素化合物などのゴミが産生し、身体が酸性化してアシドーシスの原因になる。これは腎臓に対して最大の悪化因子の一つであり絶対に避けるべきものである。
②筋肉や重要臓器のタンパク質が失われると、運動障害や臓器機能不全の原因になる。
③ヒトの筋肉は肝腎のエネルギー源にも大してならない。
　管理栄養士は、タンパク質1gが燃焼すると4kcalのエネルギーが得られることは知っていると思います（72ページ）。しかし、タンパク質をアミノ酸に分解して、その後必要なタンパク質に再合成する過程では、当然のごとくエネルギーが必要となり、この分解合成に必要なエネルギーを除くと、1gあたり2.5～2.6kcalのエネルギーしか得られません。

## タンパク質以外のエネルギー源がなくなると筋肉量は急速に激減する

　さらにショッキングな報告がありました。2017年、コール博士の論文より、動物のタンパク質のエネルギーは一定ではなく、イノシシやビーバーの筋肉は1kgあたり4,000kcalあるが、現代人の筋肉は1,300kcalしかないとのことでした[2]。この報告から考えると、さらにエネルギー源としては不適であり、ヒトの筋肉を燃やしても十分なエネルギーが得られないため、エネルギー不足時にはあっという間に痩せ細ってしまうことが明らかになりました。

　つまり、痩せないためには、タンパク質以外のエネルギー源、すなわち糖質（炭水化物）、脂質などから十分なエネルギーをとることが重要であることがわかります。

# 年をとってからの痩せにはいろいろな理由がある

　年齢を重ねるほど、身体にはいろいろな影響が出てきます。食事量の変化、運動量や新陳代謝の低下、消化吸収・合成能力の低下などです。いわゆる老化の問題ですから個人差はかなりありますが、一般的なケースで解説します。

## 食事量変化と体重変動

　図5は、横軸に年齢、縦軸に量・機能などの多い（＋）・少ない（−）を示しています。図5-Aをみると、年齢を重ねても当初の食事量は大きくは変化しません。一方で、高齢による運動量、新陳代謝の低下などから、食事の絶対量が減ったとしても、60歳代、70歳代まで太っていく人が最近では多いです。個人差はありますが、後期高齢者となる75歳前後から体重が急速に減ってくる人が多いです。誤解してほしくないのですが、食事量の変化、運動量や新陳代謝の低下、消化吸収・合成能力の低下など、老化の要素は人それぞれであり、90歳を過ぎても体重を維持している人もいます。体重の転換点、すなわち痩せはじめの時期は個人により差があります。

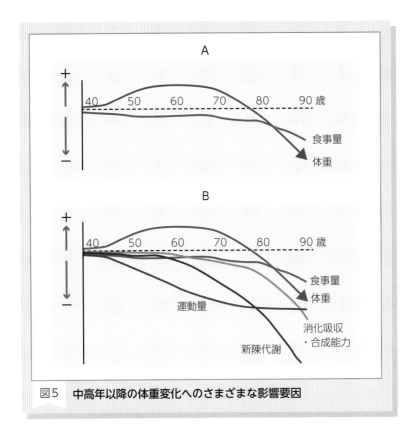

図5　中高年以降の体重変化へのさまざまな影響要因

　年齢とともに徐々に食事量が横ばいから減っていくのに対し、なぜか体重が増加した後に急に減っていく理由は図5-Bに示します。本来ならば食事量が減れば体重は減少するのが世の常ですが、中高年になると様相が変わってきます。

## 運動量（活動量）の低下

　まず、わかりやすいのが運動量（活動量）の変化です、これは誰でも実感していると思いますが、近年の運動ブームにより高齢になっても運動を続けている人もいますが、それでも若いときより多い人はあまりいません。ほとんどの人は何割も運動量（活動量）が落ちているのではないでしょうか？ 運動量（活動量）が落ちれば当然使われるエネルギーが余り、体重増加に向かいます。そして75歳前後になると散歩などを除き、一般的には運動らしい運動は少なくなり、運動量

の低下は底を打ちます。

## 消化吸収・合成能力の低下

続いて消化吸収・合成能力はどうでしょうか？ これも個人差がかなりありますが、「糖質（炭水化物）＞脂質＞＞タンパク質」の順で、消化吸収能力は低下します。糖質（炭水化物）はもともと吸収されやすいため、かなり高齢になっても能力が維持されます。脂肪の吸収はやや落ちるものの維持されているほうになります。一方でタンパク質は、吸収のために何工程も経るため、アミノ酸に分解するまでエネルギーを必要とし、さらに必要なタンパク質を合成するまでにまたエネルギーを必要とします。そのうえ、加齢による分解・合成能力の低下が加わり、かなりエネルギー効率の悪いものとなります。せっかく食べても、吸収も悪いうえ、タンパク質合成能も低下し、ゴミとして腎臓から排泄される割合が増えることになります。

## 新陳代謝の低下

食事量の低下は別としても、運動量の低下、消化吸収・合成能力の低下に加えて、大きな存在が新陳代謝の低下です。身体のなかの古いものを壊してだんだんと新しいものにつくり変える新陳代謝の低下は、高齢者にとって大きな問題の一つです。

例として皮膚について解説します。若いときの皮膚はもちもちしていて厚みや弾力性があります。年齢を重ねると、次第に張りがなくなり、つまんでも薄く感じるようになり、しまいには透けるように薄くなります。これはどうしてでしょうか？ 理由は簡単です、皮膚の角化細胞は、生まれてから死ぬまでに、基底細胞→有棘細胞→顆粒細胞→角質と約４週間で寿命がきて、垢として脱落していきます。若いときには正常に細胞分裂（増加）して、ある一定の厚さになりますが、年齢を重ねるに従い、細胞分裂（増加）のスピードがゆっくりになります。細胞の寿命は決まっているため、ゆっくりと細胞分裂（増加）すればするほど、すなわち年齢を重ねるほど皮膚の厚みは薄くなることになります。

簡単にいうと若いころからの**皮膚の厚みが、高齢となり薄くなった分だけ新陳代謝が減っている**ことになります。驚かれると思いますが、皮膚の厚みが半分の

方はおおよそ新陳代謝が半分に減っているということです。

## 高齢者が痩せないためにはどうする？

　食事量の変化、運動量や新陳代謝の低下、消化吸収・合成能力の低下など、さまざまな要素が絡み合って体重が決まっていきます。新陳代謝の低下、消化吸収・合成能力の低下などは自身の力では調整ができません。そうすると、高齢者が痩せないためには、やはりエネルギー効率のよい糖質（炭水化物）を主体に摂取することが最善であると思います。

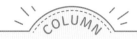

# 飢餓それは生物への試練……しかし光明も

　地上の生物すべての目的は、生き延びて次世代に命をつなぐことであり、そのために最適化しているともいえます。ヒトも通常は食べたものすべてを吸収しているわけではなく、生き残るために重要な成分を中心に、ほどよく無理のないエネルギー的、代謝的コストをかけて、必要量を「消化吸収」しています。

　たとえば、ミジンコは餌となる藻類のリン含量が低下してリンが不足してくると、どんどん食べてリン量を確保するだけでなく、消化管での吸収率を上げることで、二重の効果でリンの総吸収量を上げます[3)]。逆にいうと、不必要な栄養素の吸収率は下がっているともいえます。飢餓状態のときに吸収効率を上げて調節しているのです。ヒトも、**1日1食は肥満のもとであり、空腹時間が長いほど吸収率は増して、同じ量でも太りやすくなります**。

　それでは、飢餓は悪いことだけでしょうか？　飢餓状態のときに吸収効率を上げることは、生命や種の存続に有効です。稲を栽培するときに、1週間ほど水も肥料も与えず土がひび割れるくらいまで放っておくことを「中干し」といいます。これによって根が地中深くに伸びて強い稲穂ができ、強風などでも稲が倒れにくくなり、多くの収穫につながります。これも飢餓現象を利用した栽培方法です。また、ワインの味の深みも同じようなことがいえます。肥沃な土地よりも痩せた土地のほうが、よいブドウができるそうです。これは栄養満点の肥沃な土地ではよく育ちはするのですが、根が深く伸びず、ブドウの味が単調になるためです。痩せた土地のブドウは地中深くに根を伸ばさざるをえず、数々の土の層を越えてミネラルなどを吸収して味に深みが出ます。良質なワインの産地の畑は共通して、土中の栄養分が総体的に貧弱で、酸性の小石交じりの土壌で、高いカリウムのせいでマグネシウムが欠乏し、低い窒素レベルだったそうです。しかし、そのような畑で育ったブドウから独自の味わいのワインがもたらされました。

　これらはヒトにもあてはまりませんか？　逆境にめげず、さまざまな方向にアンテナを張り巡らし、貪欲に吸収して、自家薬籠中のもの（自分の薬箱のなかの薬のように、自分の思うとおりに利用できる）に昇華することで、ヒトとして総合力が増し、文字どおり味わい深い人間に成長するように思います。

# 本当の飢餓のときにヒトを守るシステム

　栄養を失って飢餓状態に陥った細胞が、生き延びるために自らを食べる作用＝自食作用「autophagy（オートファジー）」を分子レベルで解明したことを評価されて、東京工業大学の大隅良典栄誉教授がノーベル生理学・医学賞を受賞しました。また、似た現象として「apoptosis（アポトーシス）」があります。アポトーシスとは、生命体をよい状態にするために細胞レベルで能動的にひき起こされる、プログラムされた自己細胞死のことです。

　オートファジー、アポトーシス両者に共通することは、生命を維持するためであり、その違いは、アポトーシスは、ある条件になるとその細胞が死滅するようにプログラムされることによって生命体をよい方向に向かわせます。たとえば、秋にモミジが紅葉して落葉する現象やおたまじゃくしが成長して尾が落ちる現象などです。オートファジーは、飢餓や感染、細胞内余剰タンパク質の蓄積などで生命維持のため不要なタンパク質を分解してアミノ酸にして再利用します。いわゆるタンパク質のリサイクルシステムともいえます。ヒトは1日に約180gのタンパク質を合成していますが、体内に取り入れるタンパク質の量はもっと少ないです。その差は、オートファジーで筋肉を主体とした体内のタンパク質を分解し、適切なタンパク質に再合成しています。また、**オートファジーには異常タンパク質を分解吸収することにより、がんやアルツハイマー病やパーキンソン病などの神経変性疾患など、さまざまな病気を抑えるはたらきがある**ことが知られています。オートファジーは飢餓などで活性化されることがわかっており、飢餓が続けばオートファジーが亢進し生き延びることができますが、体細胞を壊してしまうため非常用と考えるべきです。

　一方で軽度のエネルギー制限は、抗老化作用があり、寿命を延長することが知られていました。また、ヒトでは試されていませんが、ネズミなどのげっ歯類においては、寿命を延長するだけでなく、がん、糖尿病といった老化関連疾患の発症を抑制することがわかっています。つまり、長期の飢餓は生命の危険のため体細胞融解をひき起こしますが、**軽度のエネルギー制限は、オートファジーのよい面が出て寿命を延長するだけでなく、がん、アルツハイマーなどのさまざまな老化関連疾患の発症を抑制する可能性を秘めている**と考えられます。

## 引用・参考文献

1）時津風部屋ホームページ．（https://www.tokitsukazebeya.jp/nyumon/oneday/，2022年10月閲覧）．

2）Cole, J. Assessing the calorific significance of episodes of human cannibalism in the Palaeolithic. Sci. Rep. 7, 2017, 44707.

3）Urabe, J, et al. Understanding the stoichiometric limitation of herbivore growth : the importance of feeding and assimilation flexibilities. Ecol. Lett. 21（2），2017, 197-206. doi : 10.1111/ele.12882.

第 **7** 章

## 理論から実践へ
## 低タンパク食を飽きずに続ける
## ためには？ 調理方法は？

　本章では、腎臓病栄養指導のエキスパートである樋口
久美子氏より、栄養理論から調理を含む実践について解
説します。長年数多くの腎臓病患者と向き合い、患者が
陥りやすい疑問点、そして何よりも患者の視点でいかに
説明すれば理解しやすいかを熟知している管理栄養士
の立場から、腎臓病栄養指導の重要ポイントを紹介しま
す。みなさんが栄養理論やそれに基づいた調理の仕方な
どを十分に理解し、指導にいかせると信じています。

# 慢性腎臓病食事療法の原則は体重を変えないこと

## エネルギーとは何か？

　私たちが食物を食べて、体内でさまざまなエネルギーに変換して生命活動を維持している様子を図1に簡単に示しました。図2は、私たちが1日に食品からとったエネルギーのおおまかな消費割合です。比べてわかるとおり、私たちが生きていくためには、エネルギー摂取が欠かせません。

　慢性腎臓病患者が治療開始前と同様の生活を続けるためには、今までと同等のエネルギー摂取量が必要不可欠です。はじめに患者に伝えるべきことは、**「腎機能低下抑制のための低タンパク食事療法を効果的に実践するためには、必要なエネルギーを摂取することが大前提である」**（48ページ）ということです。

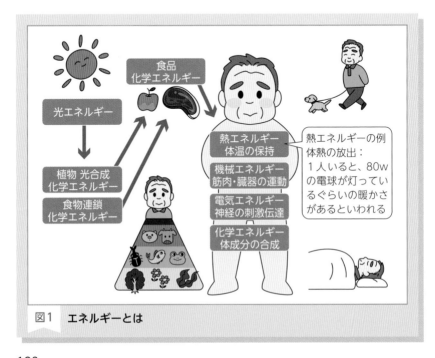

図1　エネルギーとは

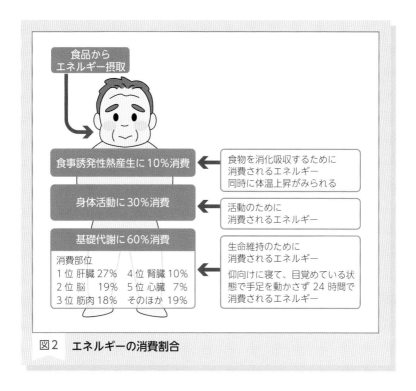

**図2　エネルギーの消費割合**

## 体重測定が基本

　肉や魚などタンパク質が多く含まれる食品の摂取を減らしただけの低タンパク食を食べはじめると、全体のエネルギー摂取量も少なくなるため、低タンパク食開始以前より痩せてきます。糖尿病や血圧コントロールのためなど、痩せる必要がある場合もあるため、患者の適正体重を何kgとするかは主治医と相談し、適正体重を維持できるエネルギー摂取を指導しましょう。

　必要なエネルギーを十分にとらずに、タンパク質摂取を減らすと、痩せる必要がないのに痩せて栄養障害をひき起こしたり、筋肉が減って運動障害を生じるだけでなく、筋肉を壊すことによって、アシドーシス（酸の過剰）や老廃物増加のために腎臓の負荷が増えて、かえって腎機能を悪化させます。エネルギー摂取不足による腎機能悪化を早めないように、管理栄養士は適切にサポートすべきです。

　エネルギー摂取が良好に行われているかどうかを知る簡単な方法は、日々の体

重測定です。継続的に体重測定をして、適正体重が変わらないように食事量（エネルギー量）を調整することが基本です。患者には毎日体重測定を行うように促してください。

# 患者自身が食事内容の実際を把握できるように

## 3日間の食事内容を分析

　これまで、どれだけの食品を食べて、どれだけのエネルギーを摂取してきたかについて、患者自身に知ってもらう必要があります。まずは3日間、飲食の内容と量を書き出す食事記録を書いてもらいます（図3）。栄養成分値はgあたりで計算されているため、量は重さ（g）で把握してもらいます。1gが計量できるデジタル計量器を用意して計量する癖をつけます。計量できない場合は目安量で記録するように指導してください。

　食事記録より栄養計算を行いますが、ここは管理栄養士の出番です。患者が摂取した1日のエネルギー、タンパク質、食塩を算出します。脂質やそのほかの栄

食事記録記入例

|   | メニュー | 食品 | 量（g） | 備考：目安量（例） |
|---|---|---|---|---|
| 朝 | トースト | 食パン<br>バター | 60<br>10 | 6枚切り1枚<br>全体に薄く |
| | 目玉焼き | 卵<br>オリーブ油<br>食塩 | 70<br>3<br> | Lサイズ1個<br>小さじ1杯<br>ひとふり |
| | 紅茶 | 紅茶 | 200 | マグカップ1杯 |
| 昼 | ご飯 | ご飯 | 150 | |
| | から揚げ | 鶏肉から揚げ<br>キャベツ | 100<br>30 | 市販のもの3個 |

図3　食事記録の記入をすすめる

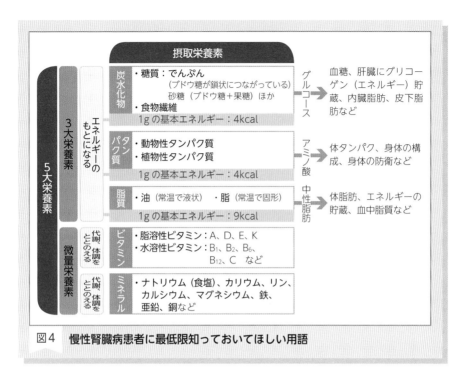

図4　慢性腎臓病患者に最低限知っておいてほしい用語

養摂取量を計算しても構いませんが、エネルギー、タンパク質、食塩は必須です。

## 実際に食べている各栄養素の量がわかれば対策は立てられる

　エネルギーは熱量ともカロリーともいわれ、単位はキロカロリー（kcal）です。細胞内で栄養素からエネルギーのもととなる物質が産生され、それがエネルギーとして燃やされ消費されています。患者には、エネルギーのもととなる3大栄養素をはじめとした、栄養素についても伝えておきましょう。図4は、食事療法をはじめるための「はじめの一歩」としてわかりやすくするために、最小限の基本的な用語だけ示しています。太字はとくに基本的な用語で、食事療法をするうえで患者に知っておいてもらいたいことです。

## 日本食品標準成分表（食品成分表）の活用

　食品はそれぞれ特徴をもっています。エネルギーのもとになる3大栄養素がど

131

市販食品の表示の一例

## 冷凍ぎょうざ

| 栄養成分表示　1袋（90g）あたり | |
| --- | --- |
| エネルギー | 177kcal |
| たんぱく質 | 6.4g |
| 脂質 | 7.3g |
| 炭水化物 | 21.4g |
| ナトリウム | 441mg |
| カルシウム | 27mg |
| ビタミンD | 5.4μg |
| 食塩相当量 | 1.1g |

（当社分析値）

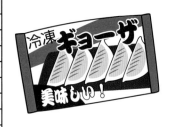

**図5　栄養成分表示の見方を指導する**

のように含まれ、どれだけのエネルギーやタンパク質がとれるのか、どのようなビタミンやミネラル（無機質）が含まれているのか、何よりも、この食品を食べてどれだけの栄養がとれるのかは、患者がいちばん気になることです。食品の特徴を栄養成分値（栄養量）で表した『日本食品標準成分表（食品成分表）』[1]（文部科学省）を上手に活用します。日本で一般的に食される2,478食品の可食量（皮や骨など捨てる部分を含まない量）100gあたりの標準的な各種栄養成分値（栄養量）を収載しています。「食品成分表」の栄養成分値から栄養計算を行い、栄養摂取量を求めることができます。

## 栄養成分表示の確認

　市販食品は、一部の栄養素の表示が義務づけられているため、製造者または販売者が発表している「栄養成分表示」（図5）から、栄養摂取量を求めることも可能です。確認すべき内容を患者に指導しましょう。

## 食品成分表をおそれずに

　「食品成分表」をはじめてみる人は、びっしりと記載された数字に複雑さを感じ

て、「栄養計算は面倒だ」「自分には無理」とおよび腰になりがちです。私たちは、1日に複数の食品を食べています。それぞれの食品の量を購入量、栄養成分値を価格だと考えるとよいでしょう。栄養計算を価格計算と同じように受け止めてもらえるかもしれません。

　日常生活で使用頻度が高い食品を厳選して印をつけておく、食品100gあたりの栄養成分値だけでなく、日常的によく食べる量（常用量）の栄養成分値を記入しておくなどの工夫をすると、栄養計算の手間を省略することができます。患者、家族が複雑さを感じ、混乱しないためにも、まずは**エネルギー、タンパク質、食塩の3つの栄養素だけに注目し、栄養計算もこの3つの栄養素ではじめるとよい**でしょう。

　パソコンが使える人には、栄養計算ソフトもおすすめです。ただし、調理中にすぐに栄養成分値を調べたいこともあるため、患者（調理者）は書籍を手元に置いていることが多いようです。

## ▎計量が基本！

　食事療法の基本はまず食材の計量からです。1gが計量できるデジタル計量器を用意してもらいます。食べた量がわかれば、栄養量が調べられるため、それらを合計して摂取栄養量を算出します。摂取栄養量がわかれば患者個々に合わせた対策が立てられます。患者が食事をどのようにととのえていくとよいかを指導しましょう。

# 減塩の重要性

## ▎減塩の具体的な方法は？

　慢性腎臓病患者において、タンパク質とともに重視すべきものは食塩摂取量です。市販食品の栄養成分表示には「食塩相当量（g）」と表示されています。ナトリウム量のみ表示されている食品もありますが、その場合は「ナトリウム量（mg）×2.54÷1,000＝食塩相当量（g）」で計算できます。どのような食品から食塩

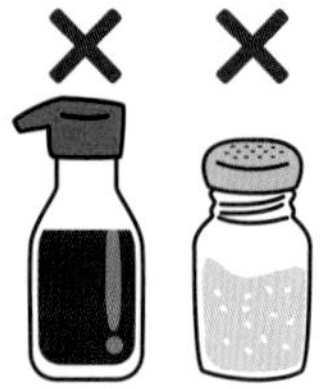

**図6　減塩のためにまず実施すること**

- 食塩を多く含む食品を、食塩が少ない食品に置き換える

- 食塩を多く含む食品の摂取を減らす

- 調味料を食塩が少ないものに変える

- 食塩を含む調味料を多く使わない
  料理に変える

をとっているのかを患者自身に知ってもらう必要があります。思いがけない食品から食塩を摂取していることに患者も驚くでしょう。

　多くの食品に食塩が入っているため、食塩が入っている食品をむやみに禁止すると、好きな食品が食べられずに苦痛を感じ、食欲をなくしてしまうこともあります。また、食塩が入ったものを一切やめるような急激な減塩は脱水症状を起こしたり、体調をくずしたりする原因にもなります。かならず主治医の指示（食塩指示量）に従い、段階的に減塩できるように、管理栄養士はサポートしましょう。

　食塩摂取量を減らす工夫や、減塩する方法は数え切れないほどあります。減塩を一時的ではなく習慣とするためには、無理せず、苦にならず、継続できる、患者に合った工夫や方法を考えます。まず、図6の4点からスタートします。

## 減塩は最低でも2週間は続ける

　減塩の開始直後はそれまでより味が薄く感じられますが、続けると舌の感受性も増して、少ない食塩でもおいしく感じられるようになります。慣れることも減塩のコツです。この慣れの理由は、111ページに記載していますが、塩味を感じる味蕾細胞の入れ替え（寿命は平均10.5日）によって感じ方が「リセット」されるためです。最低でも2週間は減塩を続けます。

## おいしさ、味わいとは何か？

　減塩をはじめると、なかには「味がなくて全然おいしくない」と減塩に抵抗感を覚える患者もいます。しかし、味は塩味だけはありませんし、おいしさは食塩から生じるだけではありません。

　「呈味」という言葉があります。**呈味とは甘味、塩味、酸味、苦味、うま味など食べものの味のこと**です。たとえば同じ食塩をとるにしても、食塩よりしょうゆのほうが多彩な呈味があり、よりおいしさを感じることができます。チャーハンをつくるときに食塩ではなく、食塩と同じ食塩相当量のしょうゆで味つけしたり、食塩もしょうゆも使わずに同じ食塩相当量のハムを加えたりするほうがおいしいと思う人もいるのではないでしょうか。ねぎ、ごまなど塩味以外の味を加えてもおいしさを増すことができます。

　一部ですが、図7においしさに影響する成分を示します。食塩を減らしてもおいしく食べる工夫ができそうなものがあります。患者の好みのものを探すとよいでしょう。

　また、食材にはそれぞれの味わいがあります。食材自体の味を楽しむことがおいしさを味わう秘訣です。新鮮な食材がもつ味、おいしさを、なるべく食塩をはじめとした調味料で消さずに楽しむことをすすめましょう。さらにおいしさに大きく影響を与えるものに、**触覚、嗅覚、視覚、聴覚、味覚という五感**があります（図8）。減塩する際には、五感にも配慮するとよいでしょう。多くの人が減塩をはじめてから、はじめる前以上に食事のおいしさに気づいています。

# 低タンパク食を継続するための工夫

## 主食を低タンパク質の治療用特殊食品に置き換える

　低タンパク食は、腎機能をより長く維持するためにできるだけ長期に継続したいものです。患者からは「効果的な低タンパク食を楽に行うコツは？」とよく聞かれますが、まずは、**主食に低タンパク質の治療用特殊食品を取り入れ、十分に**

| | 呈味例 | 成分例 | 食品例 | |
|---|---|---|---|---|
| 味覚中枢を刺激しておいしい！ | 甘味<br>酸味<br>塩味<br>苦味 | ブドウ糖、ショ糖、果糖<br>乳糖、でんぷん<br>酢酸、クエン酸、乳酸<br>塩化ナトリウム<br>カフェイン、クロロゲン酸 | 砂糖、はちみつ<br>牛乳、ご飯<br>酢、レモン、ゆず<br>食塩、しょうゆ、みそ<br>コーヒー、ふきのとう | 甘、酸、塩、苦の4種は舌の受容器から大脳の味覚中枢へ伝達される |
| だし、スープがおいしい！ | うま味 | イノシン酸<br><br>グルタミン酸<br>コハク酸<br>グアニル酸 | かつお節、いわし、さば、鶏、豚、牛、トマト<br>昆布、香味野菜<br>貝類<br>しいたけ | 4種の呈味成分でつくり出せない味、呈味への補充 |
| 炒める、揚げる、かける、和える、焼く、つける、漬け込むなど調理や料理を変えておいしい！ | 脂肪味 | リノール酸、リノレン酸<br>オレイン酸<br>エイコサペンタエン酸<br>ドコサヘキサエン酸<br>ラウリン酸、パルミチン酸<br>ステアリン酸 | コーン油、マヨネーズ<br>オリーブ油、ごま油<br>魚油<br>いわし油<br>ラード、ヘット、バター<br>動物性生クリーム | 2018年九州大学研究グループにより脂肪酸の味覚に特化し情報を伝える神経が発見された |
| 味の変化がおいしい！ | 辛味 | カプサイシン<br>アリルイソチオシアネート<br>ピペリン<br>ショウガオール<br>アリル化合物 | とうがらし<br>わさび<br>こしょう<br>しょうが<br>ねぎ、にんにく、にら | 異なった刺激 |
| 不快な場合が多い | 渋味 | タンニン<br>シュウ酸<br>ホモゲンチジン酸 | かきの渋<br>ほうれんそうのあく<br>たけのこ、ふきのあく | 人にとっては不快な味、よく取り除くとおいしい |

図7　多彩な味わい

使いこなすことが大切です。

　低タンパク質の治療用特殊食品が開発され、製造されている理由は、治療として効果が得られる低タンパク食を行うために不可欠だからです。タンパク質を多く含む食品といえば、肉、魚、卵、乳製品、大豆製品などが思い浮かびます。しかし、肉や卵にも脂質や炭水化物が含まれ、炭水化物を多く含む食品であるご飯やいも類にもタンパク質や脂質は含まれています。ほうれんそうにもタンパク質

●直接的要因
　食品自体の味、鮮度、かたち、色、におい（香り）
　料理自体の味、鮮度、かたち、色、におい（香り）
　食品衛生
　食品の切り方、大きさ、量
　食品・料理のかたさ、やわらかさ
　食品・料理の組み合わせ
　食品・料理の温度
　食器、盛りつけ
　嗜好、価格など

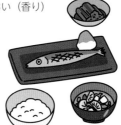

●環境的要因
　音（料理をつくる音、料理から出る音、料理を食べる音、食器の音、
　　　食卓周りの音や声など）
　時間、雰囲気、誰と一緒に食事をするか、会話
　照度・照明、テーブルコーディネート、インテリア、音楽
　場所、環境衛生、価格など

●生理的要因
　健康、空腹、疲労感、運動量、栄養状態　など

●心理的要因
　喜び、楽しみ、安心感、達成感　など

●そのほか

**図8　おいしさに影響を与えるもの**

は含まれています（図9）[1]。微々たる量と思えるような栄養成分でも、低タンパク食を実施するためには把握しておく必要があります。

　タンパク質が含まれていない一般的な食品は、植物から油だけを搾り出した食用油やオリーブ油、ごま油など、豚や牛からのラード（豚脂）やヘット（牛脂）などの脂、植物から炭水化物のでんぷんだけを集めた甘味の少ないかたくり粉やはるさめ、甘味の強い糖分を集めた砂糖類です。

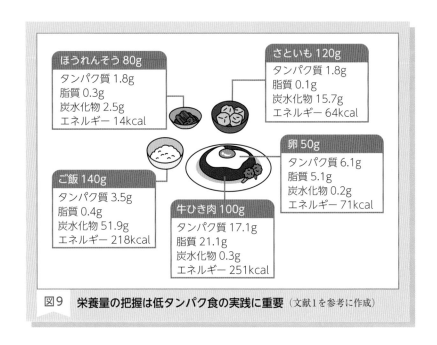

**図9　栄養量の把握は低タンパク食の実践に重要**（文献1を参考に作成）

## タンパク質を減らしてエネルギーを増やす食事は無理がある！？

　患者の食事記録より、1日のエネルギー摂取量とタンパク質摂取量を計算します。そこで、タンパク質はどのくらいまで減らす必要があるでしょうか？

　タンパク質を減らすために肉や魚もしくはご飯を減らすと、図9[1]に示したように脂質や炭水化物も一緒に減ります。3大栄養素はエネルギーになるため、必然的に全体の摂取エネルギーが減少します。エネルギー摂取不足のために痩せないようにすることがいちばん重要ですので、**タンパク質の摂取を減らすことで減少したエネルギーを補おうとすると、エネルギー源になり、かつタンパク質が少ないものを追加摂取する**ことが必要となります。具体的には、脂質で増やすために揚げものにしたり、ほとんどが油でできているマヨネーズやドレッシングを追加したり、炭水化物を増やすために酢のものにはるさめ（でんぷん）を加えたり、煮ものに砂糖を追加して甘くすることになります。タンパク質を減らすために今までの食材量より少なくしたうえに、エネルギーを補うための油や砂糖を追加す

138

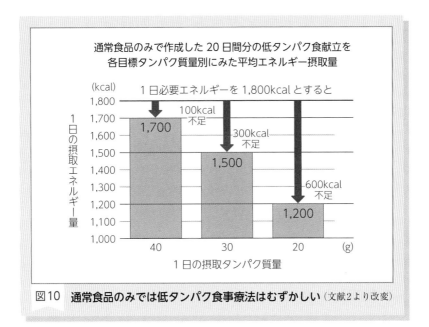

図10　**通常食品のみでは低タンパク食事療法はむずかしい**（文献2より改変）

ると、油っぽさと甘さが増強された食事となり、このような食事が連日重なると一般的には食べ続けられず、低タンパク食が長続きできません。また、糖尿病がある人は甘いものをとりすぎると血糖値や中性脂肪が上がり、糖尿病のコントロールが悪くなり、さらに腎臓を傷めることになります。甘いものの摂取は血糖コントロールの状態をみながら問題が起こらない範囲としましょう。

## 低タンパク質の治療用特殊食品を上手に活用する

　図10 [2] は、1日の必要エネルギーを1,800kcalと設定して、通常の食品のみで1日で摂取するタンパク質を40g、30g、20gとした献立を20日分つくり、1日の平均摂取エネルギー量を算出したものです。油っぽさや甘さが強くて食べるのに無理がある献立にはせず、通常の食事として考えています。すると1日の平均エネルギー摂取量は、タンパク質40gで1,700kcal、タンパク質30gで1,500kcal、タンパク質20gで1,200kcalと、タンパク質を減らすほど下がってしまいます。

　そこで通常の食事のなかから主食について、タンパク質を減らして通常食品と

ほぼ同じエネルギーがとれる低タンパク質の治療用特殊食品に置き換えると、エネルギー摂取量を大幅に減らすことなく、タンパク質摂取量を減らすことができます。主食のご飯やパンなどの植物性タンパク質が減るため、主菜の肉や魚などの動物性タンパク質を大幅に減らすことも避けられ、見た目も味も今までの食事に近くなります。

　低タンパク食の工夫で大切なことは、患者、家族に**低タンパク質の治療用特殊食品の存在を知ってもらい、患者自身に合う治療用特殊食品を探して取り入れる**ことです。これが効果的な低タンパク食を行うための近道です。

# 低タンパク質の治療用特殊食品を
# どのように活用するか

## ▍低タンパク質の治療用特殊食品とは？

　治療用特殊食品とは、食事療法によって治療をサポートするために特定の目的をもってつくられた食品で、含まれている栄養成分の量や配分を変えて、通常の食品に代えて食べることで治療効果が得やすく、食事療法を行いやすくした加工食品です。さまざまな病態向けにつくられていますが、慢性腎臓病患者用につくられたものは、「低タンパク質特殊食品」ともいわれています。さまざまなメーカーが販売していますが、患者自身が購入することも可能です。ただし、医師の指示、管理栄養士の指導を得て使用するべき食品ですので、購入先の情報などは栄養指導時に伝えてください。また、使い方を誤らないように適切な指導を行ってください。

　低タンパク質の治療用特殊食品は多種類ありますが、「タンパク質調整食品」「でんぷん食品」「低甘味ブドウ糖重合体食品」「中鎖脂肪酸食品」の４つのグループに大きく分けられます（図11）。「タンパク質調整食品」「でんぷん食品」は主食にできる米や麺のような料理の素材となる食品です。「低甘味ブドウ糖重合体食品」「中鎖脂肪酸食品」はおもに調味料として用います。治療用特殊食品の製造・販売は流動的ですので、管理栄養士は常に情報を得るようにしてください。

| グループ | 特徴 |
|---|---|
| タンパク質調整食品 | 通常食品から化学処理でタンパク質を多量に除去した米や麺などがあり、タンパク質を1/35にまで減らしたパックご飯もある。 |
| でんぷん食品 | でんぷんを成形してつくった米や麺類などがあり、タンパク質は100gあたり0.1〜0.3g程度しか含まれない。 |
| 低甘味ブドウ糖重合体食品（粉飴） | 甘いブドウ糖を重合させて甘味を砂糖の1/3〜1/7にした甘味料。砂糖と同じエネルギー量だが、砂糖と同じ甘さを出すためにたくさん使用してエネルギー摂取を多くしたり、甘さを出さない程度に加えてエネルギーを増やすこともできる。白色の粉状（通常食品の粉飴とは違う）。 |
| 中鎖脂肪酸（MCT）食品 | 通常の油は長鎖脂肪酸だが、中鎖脂肪酸にしたことで消化しやすく、胃もたれ感が少ない。腸管から吸収されリンパ管に入らず直接肝臓に入るため、早くエネルギーとして燃え、太りにくい。液体と粉末のものがあり、粉末は料理材料に練り込んだり、混ぜ込んだり、食品にふりかけてエネルギーを増やすこともできる。特有の色・味・香りがあるため特徴をいかして使用するとよい。液体は透明、粉末は白色。 |

**図11 低タンパク質の治療用特殊食品の特徴**

第7章

## 飽きない低タンパク食事療法とは

　1食分のおかずを少ないタンパク質量に合わせてつくった冷凍弁当やインスタント食品、レトルト食品、タンパク質を減らしてエネルギーを増やした菓子やデザートなどもありますが、これらは補助的な利用が効果的です。毎日長期にわたって低タンパク食を食べ続けるためには、料理の素材となる低タンパク質の治療用特殊食品（米や麺など）を用いることが大切です。

　低タンパク食の食事療法に取り組み、長期にわたって治療効果を上げている患者の食事を調べたところ、「タンパク質調整食品」と「でんぷん食品」を主食にしており、低タンパク質の治療用特殊食品で1日のエネルギー摂取量の50〜60％をとっていました。料理の素材となる食品は患者の好みに合わせた調理や味つけができるため、さまざまな料理でいろいろな味を楽しみながら、長期に食べ続け

141

ることができるようです[3)]。

## 低タンパク質の治療用特殊食品活用の実際

　「タンパク質調整食品」と「でんぷん食品」には米がありますが、特徴的な違いがあります。「タンパク質調整食品」の米は、通常食品のうるち米から化学処理でタンパク質を減らした米で、「タンパク質調整パックご飯」はその米を炊き上げたもので、扱いは通常食品と同様です。

　一方「でんぷん食品」の米は、でんぷんを米のかたちに成形したもので、炊飯や調理の仕方によって食感や風味に違いが出やすいです。でんぷん米をおいしく食べられるように、管理栄養士が指導する必要があります。管理栄養士は、製造業者より基本的な調理方法の情報を得るようにしましょう。

　「タンパク質調整食品」と「でんぷん食品」の麺類は、芯が残らないようゆでてから水洗いを必要としますが、その後の加熱で温かい料理にもできます。手軽に調理できるため、低タンパク食開始から早期に用いることをすすめます。「タンパク質調整食品」と「でんぷん食品」のエネルギー量は通常食品とほぼ同じで、量も通常食品とほぼ同量で置き換えできるため、特殊な食事にならずに、今までのような食事が続けられます。低タンパク食事療法の手順を図12に示します。栄養指導に活用してください。

## 低タンパク質の治療用特殊食品を活用したメニュー

　低タンパク食開始の初期に治療用特殊食品使用の参考となるように、図13におすすめのメニューをまとめました。通常食品を「タンパク質調整食品」と「でんぷん食品」（100gあたりのタンパク質0.5g以下）に代替するのが手軽な方法です。

　治療用特殊食品というと患者、家族は「むずかしい」と感じるかもしれません。しかし、普段は用いていなかった海外の新しい食材をはじめて手に入れたときのように、慎重に調理して、わくわくして食べることをイメージしてもらいましょう。失敗してもつくり直して、いろいろな調理方法を試すとよいのです。実際に低タンパク食事療法を行っている患者からは「おいしい食べ方を発見して、さらにどのような料理がおいしく食べられるかを工夫するのが楽しい」という感想も

患者の今までの食事からタンパク質をどう減らすかを考える！

**手順1** 主食を低タンパク質の治療用特殊食品へ代替する
　　　　　タンパク質は減るが、エネルギー量は減らない

**手順2** 肉や魚、卵などのタンパク質食品の量を今までより減らす

①今までの量をデジタル量りで計量し、食品成分表で
　相当量のエネルギー、タンパク質、食塩を調べる
②量を減らした食品の重さを量り、同様に食品成分表
　で調べると減った分がわかる

**手順3** エネルギーが減っていたら、脂質や炭水化物でエネルギーを足す

揚げものや煮もので脂質や炭水化物を増やすこともで
きるが、タンパク質が多く含まれる食品で摂取量を減
らしたいものが肉の場合は脂を多く含んだ部位に変
え、魚の場合は脂の多い魚に変えることでエネルギー
が増える

**図12　低タンパク質の治療用特殊食品の活用**

多く聞かれます。

# カリウム制限の実際

## 低タンパク食はカリウム制限につながる

　ヒトの身体はもちろん、私たちが食品としている植物や動物の中にもカリウム
は存在し、その95％近くが細胞内にあります。食品成分表のカリウムの項目を
確認するとわかるのですが、カリウムをほとんど含まないものは、精製してミネ
ラルを減らした食品や、細胞を壊して脂質だけを集めた油などです。タンパク質
もそのほとんどが細胞のなかに存在しているため、タンパク質を多くとればカリ
ウムも多くとる関係（正の相関）にあります。そのため、**タンパク質を減らすと
カリウムも減らした食事になります。**低タンパク質の治療用特殊食品はカリウム

第7章

143

| 代替したい<br>通常食品 | 100gあたりのタンパク質<br>0.5g以下の特殊食品 | 調理する際のポイント | メニューアイデア |
|---|---|---|---|
| ご飯 | タンパク質調整パックご飯 | 市販のパックご飯と同感覚で要加熱 | ご飯、おにぎり、のり巻き、寿司、粥 |
| | タンパク質調整無洗米 | 通常のうるち米と同感覚で要炊飯 | ご飯、おにぎり、のり巻き、寿司、粥 |
| | でんぷん米 | インディカ米、イタリア米感覚で要炊飯、要加熱 | 炒飯、ピラフ、パエリア、リゾット |
| パン | タンパク質調整パン | 電子レンジやトースターで加熱 | トースト、サンドイッチ、バーガー |
| | でんぷんパンミックス（粉） | 家庭用パン焼き器で要製パン | トースト、サンドイッチ |
| スパゲッティ | イタリア輸入パスタタイプめん | ゆであがり要水洗い | ペペロンチーノ、クリームパスタ、スパサラ |
| | でんぷん生パスタ | ゆであがり要水洗い | トマトの冷製パスタ |
| マカロニ | イタリア輸入マカロニタイプ | ゆであがり要水洗い | マカロニサラダ、グラタン、スープパスタ |
| うどん | タンパク質調整うどん | ゆであがり要水洗い | かけめん、つけめん、焼きうどん |
| | でんぷんうどん | ゆであがり要水洗い | かけめん、つけめん、焼きうどん、冷めん |
| そうめん | タンパク質調整そうめん | ゆであがり要水洗い | そうめん、にゅうめん |
| ラーメン | でんぷん生ラーメン | ゆであがり要水洗い | ラーメン、焼きそば |
| | でんぷんノンフライめん | ゆであがり要水洗い | めんに油をまぶし冷やし中華 |
| 小麦粉 | でんぷん小麦粉（薄力粉） | 通常の小麦粉と同感覚で加熱しても色が出にくい | お好み焼きにはマヨネーズも混ぜるとふんわりする、てんぷら、ぎょうざの皮づくり |
| ホットケーキミックス（粉） | でんぷんホットケーキミックス（粉） | 通常のホットケーキミックスと同感覚で | ホットケーキ、パンケーキなどはパン代わりに、カップケーキ、お菓子づくり |
| もち | でんぷんもち | 煮る、ゆでる、電子レンジで要加熱、焼き色はつかない | 雑煮、磯辺もち |

**図13 低タンパク質の治療用特殊食品を活用したメニューのアイデア**

も少なくつくられています。主食を低タンパク質の治療用特殊食品にして、**肉や魚や卵などタンパク質食品を減らすこと自体が、効果的なカリウム制限食になります**。さらに、タンパク質制限にはアシドーシスを軽減する副次効果があり、これにより血清カリウム値を改善する効果があります。

　それでも高カリウム血症になりやすい患者には、とくにカリウムが多く含まれている食品の摂取量を減らすように指導します。いも類、豆類、種実類、野菜類、果実類、きのこ類、海藻類です。トマトソースやケチャップ、野菜ジュース、果汁入りジュース、青汁、ドライフルーツ、乾物などはそれぞれの原材料の生の状態よりカリウムが凝縮されて濃厚になっているため要注意です。

　さらに、カリウムの摂取を減らすためには「ゆでこぼし」と「水さらし」も指導しましょう。

## ゆでこぼし

　湯の中で食品を煮ることで細胞を壊して湯に流れ出たカリウムを捨てることで、カリウムを減らすことができます。しかし、かたまりのままでゆでても細胞は壊れにくいので、食材を細かく切っておく必要があります。煮ものは、食材をゆでこぼししてから、その湯は捨てて、煮汁で煮ます。ゆでこぼしは加熱調理をする料理に向きます。カリウムがすべてなくなるわけではないので、食品を多く食べればそれだけカリウムを多く食べることになります。葉物類はゆでるとかさが減り、少なくみえるため、その分増量して多く摂取しがちですので、注意してください。蒸したり、電子レンジで加熱しただけでは、カリウムは減りません。

## 水さらし

　生で食べておいしい食材は食べる量を減らすことでカリウムを減らすのがわかりやすいのですが、生野菜のように水にさらしてもおいしく食べられるものは、細かく切って流水にさらすとカリウムが流れ出ます。もちろん、カリウムがすべて流されるわけではないので、過食につながらないように注意しましょう。カリウムは水溶性ですので、食材を細かく切って水に触れる面を増やすとよいでしょう。

## 果物は缶詰がよい？

果物の缶詰もカリウムがすべてないわけではありません。多く食べればそれだけ多くカリウムを食べることになります。また、シロップの中にはカリウムがたくさん溶けだしています。シロップは捨て缶詰の果物だけを食べるか、生の果物でも少量をおいしく食べることがカリウム制限を無理なく行うコツです。

＊　　＊　　＊

カリウム制限が必要かどうかも個人差があります。野菜はすべてゆでこぼし、生の果物は禁止などと決めずに、患者のカリウム制限の程度に合わせた調整をすることが大切です。患者がおいしく食べられるようにサポートしましょう。

# 栄養指導の実際1「どうしても太ってしまう」

結果的に太ってしまう場合、運動量、新陳代謝などさまざまな要素がありますが、身体が必要としている量より過剰なエネルギー量をとった結果として太ったと考えられます。そのため、エネルギー摂取量を減らす必要があります。

太ってしまった患者の場合は、タンパク質摂取量が指示量まで減量できていないことがほとんどです。まずは**タンパク質摂取量を目標量まで下げるように指導**しましょう。タンパク質摂取量を下げるとエネルギー摂取量も伴って下がり、本来であれば炭水化物や脂質でエネルギーを追加しなければエネルギー摂取量も下がるため、少なくとも太ることはありません。

調理する人によくあるのが、味見による栄養価計算とは別の摂取です。少量でもタンパク質やエネルギー、食塩摂取となるため、食事記録に記載が必要です。タンパク質を減らすと食事が少ないと感じてしまい、満足（腹）感が得られずに間食をしてエネルギー摂取過剰になっている人もいます。食事記録には間食も記載してもらいましょう。

食事で満足感を得るための工夫には、食事中もお茶や湯を飲みながら（汁ものは食塩があるためとらない）、食事をよくかんでゆっくり食べる、食材はよくかむために大きめに切る（カリウム制限とのバランスを考える）、主食（炭水化物）の

量を減らして、エネルギーが少ないこんにゃく類、きのこ類、野菜類でかさ増しをすることなどです。

　また、太らないためには、脂質は少量でも高エネルギーのため摂取を減らすことや、日常生活などで身体活動量や歩行量を増やして、エネルギーの消費を増やすことをすすめてください。室内でも家事や掃除で身体活動量は増やせます。通勤や散歩、買い物などでも今までより多く歩く工夫、たとえば一駅手前で降りる、遠くの店に行くなどを提案しましょう。

# 栄養指導の実際2<br>「低タンパク食にすると痩せてしまった」

　結果として痩せてしまったのですから、エネルギー摂取量を増やす必要があります。通常食品で低タンパク食を行った場合と低タンパク質の治療用特殊食品を使用した場合とで分けて考えます。

## 通常食品で低タンパク食を行って痩せてしまった場合

　いちばん多いのは、タンパク質を熱心に減らした努力の賜物として痩せてしまった状態で、まずは患者のやる気に理解と共感を示しましょう。タンパク質摂取量を減らすことのみに意識が集中してしまい、タンパク質が減った分のエネルギー摂取が不足したと考えられます。この場合、減った分のエネルギー相当量を何らかのかたちで摂取する必要があります。具体的には、**糖質（炭水化物）、脂質を補う**ことです。煮る、炒める、揚げるなど調理方法の工夫で糖質や脂質を補うこともできます。また、市販の菓子類やデザートに表示されている栄養成分値を確認すると、タンパク質含有量が少なく糖質や脂質でエネルギー量が多い食品もあるので、これらでエネルギー摂取量を増加させることもできます。しかし、甘さや油っぽい味が続くと飽きて長続きしないため、あくまでも一時的な方法です。また、糖尿病がある人にはすすめられません。

　通常食品でエネルギーを増やすのがむずかしい場合は、低タンパク質の治療用特殊食品の使用をすすめましょう。

# 低タンパク質の治療用特殊食品を使用して痩せてしまった場合

　主食にする低タンパク質の治療用特殊食品は、代替した通常食品とほぼ同量のエネルギーですので、同じ量を食べているかを確認します。低タンパク質の治療用特殊食品は薬とは異なり、腎臓に効くような成分があるわけではありません。タンパク質が少なく、エネルギーがとれる食品ですが、少量しか食べなければ、エネルギー摂取量も減ります。適正体重の維持にエネルギー摂取が足りない状態では、低タンパク質の治療用特殊食品を用いる効果が得られていないことになります。

　ご飯、麺類、パンなどの低タンパク質の治療用特殊食品の割合を増やしたうえで、ピラフやパスタ、トーストなどひと手間かけて食べるようにすると、不自然ではなく自然に脂質を追加することになり、エネルギー摂取量が増やせます。低タンパク質の治療用特殊食品の粉類を用いてバターや生クリームを加えてケーキや菓子類をつくっている患者もいます。また、以下の方法もおすすめです。

## ①低甘味ブドウ糖重合体食品（粉飴）を用いる

　低甘味ブドウ糖重合体食品を砂糖の代わりに飲みものや煮ものに入れてエネルギーを増やします。低甘味ブドウ糖重合体食品のエネルギー量は同量の砂糖とほぼ同じですが、甘味が少ないため砂糖より多く入れることになり、その分エネルギーを増やせます。ブドウ糖のため血糖が上昇しやすいので、糖尿病がある人は多く用いないようにしましょう。

## ②中鎖脂肪酸（MCT）食品の粉末、液体を用いる

　中鎖脂肪酸（MCT）食品の粉末タイプは、溶き卵やマヨネーズ、お好み焼きをつくるときの粉に混ぜ込むと、油っぽさは増えずにエネルギーが増やせます。エネルギー量は同量の液状の油とほぼ同じです。消化吸収がきわめて早いため、一度に多量摂取すると、吐き気、腹痛、腹鳴、腹部膨満、下痢などの症状が出ることがあります。1回あたりの摂取量は10g程度から徐々に増やしていき、多く用いる場合でも1日30gを目安としましょう。

　また液体タイプは、天ぷら、フライなどの揚げものに用いることもできます。その場合は、通常の揚げものに適した温度（180℃前後）にすると発煙、泡立ち

が起こるため、発煙しない温度（160〜170℃）で用いる必要があります。なお、通常の天ぷらより白っぽく仕上がります。

### ③両者の併用

　エネルギー摂取増加のために、低甘味ブドウ糖重合体食品や中鎖脂肪酸食品を混ぜてつくられている、各種の低タンパク質の治療用特殊食品の菓子類を食べることで、エネルギーが手軽に増やせます。せんべい、クッキー、ゼリー、ドリンクなど多くの種類があります。糖尿病がある人は、間食や夜食は血糖コントロールを乱すため、菓子やデザートでのエネルギー補給に頼らないように注意が必要です。外出や旅行など出先でのエネルギー補給にも向いています。

# 栄養指導の実際3<br>「低タンパク食のメニューに困る」

　まずは、低タンパク食を特別なものと気負わずに、患者が食べたい料理を今までどおり思い浮かべてもらいましょう。料理番組、レシピ本や料理雑誌、外食店の料理サンプル、スーパーマーケットの食品、自宅の冷蔵庫内の食品をみると、実際に食べたい料理を思いつきやすいようです。

## 通常食品で低タンパク食をめざす場合

　料理の材料のなかでタンパク質含有量が多い食品を、同種の脂質含有量が多いほかの食品に置き換えます。たとえば、豚もも肉を豚ばら肉へ変更する、牛乳を生クリームへ変更するなどです。材料の摂取量を減らさなくてもタンパク質摂取量は減少し、脂質摂取量の増加でエネルギー摂取量は低下しません。

　また、料理の材料のなかでタンパク質含有量が多い食品の量を減らして、タンパク質が比較的少ないほかの材料を増量するか、タンパク質が少ない食品をもともとの材料以外に追加することもよいでしょう。たとえば、ハンバーグのひき肉を減らして、たまねぎの量を増やす、ハンバーグのひき肉を減らして、なすのみじん切りを追加するなどです。このようにすると料理のかさが減らずに、調理で油を使用した場合も吸油量が維持または増加でき、見た目も小さくなりません。

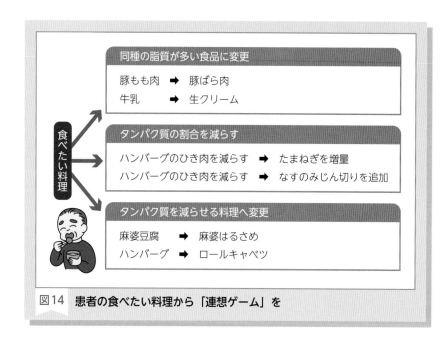

図14　患者の食べたい料理から「連想ゲーム」を

　そのほか、タンパク質含有量が多い食品を減らしてつくれる料理に発展させるのもおすすめです。たとえば、麻婆豆腐の豆腐をはるさめに変えて、麻婆はるさめにする、ハンバーグのひき肉を減量し、キャベツを追加してロールキャベツにするなどです。

　調理の工夫やメニュー変更の提案は管理栄養士の腕の見せどころです（図14）。

## 低タンパク質の治療用特殊食品を用いて　低タンパク食をめざす場合

　患者が思いついた料理の材料の一部を低タンパク質の治療用特殊食品で代替します。丼ものやパスタなど、主食となる食材を低タンパク質の治療用特殊食品に置き換えるだけでもタンパク質摂取量は減少でき、エネルギー摂取量を減らすこともありません。見た目も味も普通の料理と相違ありません。さらに、タンパク質摂取量を減らすためには、その料理のなかからタンパク質を多く含む食品をどの程度まで減らしてもおいしくつくることができるかを考え、材料を減量することもよいでしょう。図13（144ページ）を参考にしてください。

また、低タンパク食のメニューを考える際は、減塩の工夫も同時に考えて、食塩を含む調味料を減らした分を香辛料や酢などで補うなど、味つけの工夫も提案しましょう。

# 栄養指導の実際4「減塩がどうしてもできない」

減塩が上手にできないときは、1食の食事のなかに塩味を強く感じる食品を少量入れて、組み合わせる料理は塩味がない食品を選択して塩味をつけずに食べることも指導しましょう。**1食の食事のなかに1品だけでも塩味の強い料理があると、ほかは塩味がなくても、味にメリハリができておいしく食べられます。**減塩をむずかしく考えている患者は多いです。図15に減塩を行ううえでのコツをまとめました。すぐに取り入れやすいのは「食塩を減らす工夫」ですが、食塩を減らして食事をおいしく感じることができないと、「自分は減塩ができない」と思ってしまう患者もいます。減塩ができないと感じる患者には「味を足す工夫」を指導しましょう。

まず、「食塩を減らす工夫」から一つでも行ってもらい、同時に「味を足す工夫」から一つ行うように提案します。患者自身が行いやすいことから取り組んでもらい、無理や我慢を強く感じないように徐々に工夫を増やしていくことが減塩を上手に行うコツです。取り組む項目を増やしていくうちに減塩にも慣れてくるでしょう。患者自身から減塩のアイデアが出てくるかもしれません。

また普段は減塩できていても、周りに合わせなければいけない状況があります。たとえば冠婚葬祭や宴会に伴う食事では食塩が多くなる料理が多いうえに、品数や量も多く、患者だけがほかの食事を選択することもむずかしいです。予定がわかっていれば、予定より前の食事で普段より減塩を強化して、その後の食事も普段より減塩を強化します。また、摂取食塩量を減らすために料理を食べ残す必要もあります。エネルギー摂取量が減る場合は、低タンパク質の治療用特殊食品の主食や菓子類、デザート類で補充します。

第 7 章

●食塩を減らす工夫

1. 調理の際は、食塩、しょうゆ、みそなどを極力控える。
2. 食卓でかける食塩、しょうゆなどの量を控える。
3. 漬けものを控える。食べるなら即席漬け、浅漬け、塩出しなど、さらに減塩の工夫をする。
4. 練り製品、つくだ煮、干ものなどの食塩が多い加工食品を控える。食べるときは加工食品中の食塩を料理にいかし、さらに調味料の食塩を足さないようにする。
5. みそ汁、汁ものを飲む量、回数、食塩濃度を控える。
6. めん類を食べるときは、めんつゆを控える。
7. 味つきご飯や丼ものを食べるときは、副食の食塩を減らす。

●味を足す工夫

1. 減塩食品、無塩食品を利用する。ただしナトリウムをカリウムに置き換えたものは利用しない。
2. 食酢、果実酢など、酸味を利用する。
3. ドレッシングは無塩、減塩で手づくりする。
4. 揚げもの、炒めもの、各種の油など油の風味を利用する。
5. 薬味や香辛料を幅広く多用する。
6. 食品自体の味だけで楽しめるように、鮮度のよい材料や品質のよい材料を用いる。
7. うま味成分、辛み、苦味、香り、食感など食品そのものに特徴をもつ材料を用いる。
8. 献立作成の際、食塩の配分に配慮して 1 品ごとに味の強弱をつける。
9. 料理の味つけの段階では、食塩を加えないか極力食塩は抑えて、食べる段階で舌に触れる料理の表面に極少量の食塩を添加する（しょうゆスプレーの活用など）。

**図15 減塩のコツ**

# 栄養指導の実際5「外食の選択がむずかしい」

外食店では**料理に使われている素材がわかり、減塩しやすいメニューを選択**します。主食とおかずが分かれていて、主食は塩味がついていない、おかずも全体

に味つけされておらず、自分で調味料の使用を調整できるものが、減塩しやすいメニューです。

　料理に使われている素材がわかると、タンパク質摂取量の調整ができます。外食はタンパク質含有量が多い肉や魚など、主菜となる食品が多めに使われる傾向があるため、患者自身で摂取量を調整する必要があります。肉や魚介類などのタンパク質含有量が多い食品の摂取量を減らしてタンパク質を減らしますが、さらなる工夫は、低タンパク質の治療用特殊食品のパックご飯を持参して、通常食品のご飯の代わりに外食店で加熱してもらい食べることです。治療のために必要であることを話すと、ほとんどの場合は気持ちよく対応してもらえます。

　自宅で低タンパク質の治療用特殊食品のパックご飯を加熱してラップに包んで持参して、外食店で主食のみ持ち込みでの飲食の了解を得て食べる患者もいます。低タンパク質の治療用特殊食品のパスタを持参して、パスタ店で調理をしてもらう患者もいます。患者が相談しやすい店を探すことも大切です。

引用・参考文献
1）　文部科学省科学技術・学術審議会資源調査分科会報告．日本食品標準成分表 2020 年版（八訂）．東京，全国官報販売協同組合，2021，660p.
2）　樋口久美子．"慢性腎臓病・栄養管理"．ビジュアル臨床栄養百科 第5巻：疾患別の臨床栄養Ⅰ：内科（1）．青木弥生ほか編．東京，小学館，1996，196.
3）　樋口久美子．腎疾患治療用特殊食品：最近の動向と使いこなし方：食品別利用の実際：でんぷん製品．臨床栄養．102（6），2003，685-90.

第7章

# 発想の転換！
# 慢性腎臓病に悪いことが
# 何かを理解しよう

　本章では、逆転の発想で腎臓に対して悪影響を及ぼす要因を、主に患者によるものが主体となるものと、病気や治療効果に起因するものに大別して、その重要度を大相撲の番付を活用して示します。おおよその慢性腎臓病に対して悪いことがイメージしやすいように、仮に横綱、大関、関脇、小結、前頭とランクづけしました。その悪いものとはどのようなものかを理解しながら、悪影響を起こしやすいものから効率よく回避できるよう、患者の腎機能を悪化させないための道しるべとして提示します。栄養指導の際には「慢性腎臓病 増悪因子番付」（157 ページ）を活用して指導に役立ててください。

# 慢性腎臓病に悪いことが何であるかがわかると対策ができる

　これまで、ヒトにはどのような食事が適しているのか？ そして腎臓の機能や成り立ちを振り返りつつ、腎臓病食事療法の原則についてお話ししてきました。一律に考えがちな腎臓病食事療法にも、体格やこれまでの食事内容などから、患者一人ひとりに望ましい食事至適量があり、タンパク質量のみならず食塩摂取についても単一ではないことを説明してきました。実際に、どのように調理するか、また継続を促すにはどうすればよいのかなど、理論から実践に至る説明をしてきました。本章では、逆転の発想で、腎臓病に悪いことが何かを理解して、それらを避けることによって腎臓病の悪化を防ぐ方法を学び、患者にどう伝えるかを考えたいと思います。私が考案した図1をもとに、慢性腎臓病に悪いことが何か、また何をより避けるべきなのかをみていきましょう。

　はじめに図1の「慢性腎臓病 増悪因子番付」の見方からお話しします。大相撲の番付のように横綱、大関、関脇、小結、前頭の順に一般的に重要な項目をまとめています。関脇以降は、個人差によって多少上下するため、おおよその位置づけとして理解してください。また、東西の差は、たとえば東の横綱は、高タンパク食と高血糖（糖尿病）とあるように、主として患者側の要因を示しています。一方で、西の横綱は、高血圧と1g以上のタンパク尿としました。これらは原病など患者要因のものや、患者の服薬順守の影響なども多いことは確かですが、医療者側の原疾患の治療（医師）や栄養指導（管理栄養士）などの要素も多分にあるものを配置し、医療提供サイドの努力もあるという意味合いです。最後に別格として高カリウム血症をあげています（167ページ）。


## 東の横綱
## 「高タンパク食の防止、高血糖（糖尿病）の抑制」

　高タンパク食の防止、高血糖（糖尿病）の抑制の2つは、腎機能増悪を抑制す

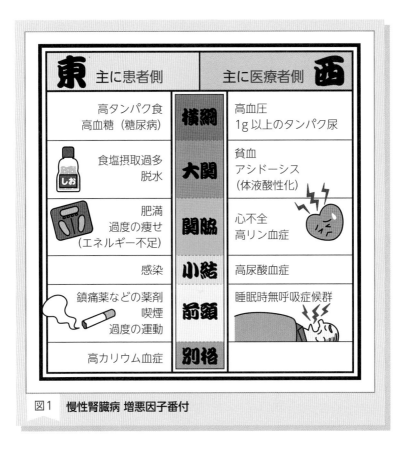

図1　慢性腎臓病 増悪因子番付

第8章

るために、患者からみた最大の努力目標になります。高タンパク食と高血糖（糖尿病）の2点だけでも改善すれば、腎臓を守ることに対して、患者自身で行えることの大半はできたといっても過言ではないでしょう。実際に、当院の外来でも血圧やアシドーシス、貧血管理などは適切に薬物治療を行っている人のなかでも、**最終的に治療効果で差が出るのは、原疾患の進行性を別にすると低タンパク食を実践できた人と、薬物療法の力を借りますが適切な血糖管理ができた人ほど、腎機能の悪化スピードは抑えられ、結果的に透析に至るまでの時間を遅くできている実感があります。**

　管理栄養士には、患者が低タンパク食を実践し、血糖管理をしっかりと行えるようサポートしてほしいと思います。理論として、頭でわかっていてもなかなか

実践できないのが食事療法ですが、100か0かという極端なものでなく、80％達成、60％達成と、ヒトそれぞれ達成率は違っても、達成率に応じた結果がついてきます。管理栄養士は、患者一人ひとりを見きわめ、できるところまでしっかりと低タンパク食食事療法を実践できるように寄り添ってください。患者の「できるだけ透析導入を遅らせたい」という思いを受け止めたうえで、決して理想的な型どおりの栄養指導がよい結果を生むわけではありませんので、、患者自身ができる範囲を模索しながら脱落させることなく実践できるように栄養指導を行ってください。

# 西の横綱
# 「血圧管理の徹底、1g/日以上のタンパク尿の抑制」

医療者のスキルの問題や、患者の原疾患の重症度、タンパク尿の強弱が関連しており、かならずしも患者の努力で何とかなるものではなく、結果として影響するものと考えてください。たとえば進行性の強い腎炎でタンパク尿が結果として多く出ている患者の場合、タンパク尿が少ない患者よりは、どうしても腎機能増悪の要素になり得ます。

## 血圧管理の徹底

血圧管理の徹底については第5章（97ページ）を参照してください。高血圧治療の主力は薬物治療ですので、**第一はしっかりと服薬するのが原則**です。栄養指導の際に服薬状況についても聞きとりをしてください。一方で、患者の要素もあります。減塩です。こちらも第5章（98ページ）でくわしく述べましたが、とくに食塩感受性の高い人、太っている人などに減塩が有効であり、また痩せることも広い意味で降圧治療の一環になります。

## 1g/日以上のタンパク尿の抑制

次に、1g/日以上のタンパク尿の抑制は、原疾患の重症度に影響されますが、それだけではありません。タンパク尿は、血圧と食事内容に大きく依存しており、

**血圧を正常化させるとどの病態でもタンパク尿は減ります。**尿タンパク削減という意味でも血圧管理はたいへん重要です。また、低タンパク食にタンパク尿抑制効果があることは知られており、東の横綱の高タンパク食に通じますが、タンパク質摂取を控えることが、タンパク尿の抑制を通じて腎機能悪化防止になることを管理栄養士も理解しておいてほしいと思います。

# 東の大関「食塩摂取過多防止と脱水予防」

　患者側からみたタンパク質制限や血糖管理などの努力目標に続く、要注意事項です。食塩摂取過多と脱水の2つは、おおよそ相反する身体の体液量を表す指標です。

## 食塩摂取過多防止

　食塩摂取過多は、食塩が多いと体内に水分貯留が起こり、浮腫や高血圧、とくに拡張期型高血圧をひき起こします。そのため食塩のとりすぎは要注意事項です。

## 脱水予防

　脱水はかなり危険といえるでしょう。体内の水分が急速に減ると、血圧が下がりすぎたり、腎血流量が急速に減って、危険な急性腎障害（以前は急性腎不全といわれていた）となり、一気に腎機能が低下し、透析に近づきます。状況次第ですが、一時的に透析をしなければならなくなる、また、これを機に恒久的な透析になる人もいます。くれぐれも脱水には注意が必要です。

　そもそもですが、慢性腎臓病患者は普通の腎機能の人より脱水になりやすい要因があります。一つは、慢性腎臓病の中期から後期にかけて、濃い尿をつくれなくなり、薄い尿をたくさん出すようになります（45ページ）。薄い尿を多く出すということはすなわち脱水になりやすいということです。患者にはこまめな水分摂取をすすめてください。とくに寝る前は、さらに腎臓が頑張って尿をつくるため、寝る前の1杯の水（お酒ではないですよ！）は重要です。数年前の世界腎臓病デーの標語は「寝る前に1杯のお水を飲みましょう！」でした。

ここで1点補足ですが、**浮腫のある患者には飲水をすすめません。**もともと水分・食塩摂取が多い人や心不全の人は浮腫を生じやすいからです。そして、慢性腎臓病も末期に近づいてくると次第に尿量が減ってきます。徐々に尿量が減るため、患者自身も気づいていないことがあります。浮腫の出現が尿量低下のサインになりますので、注意して聞きとりしてください。食事量が増えていないのに体重増加があるときは、浮腫が出てきているかもしれません。

## 西の大関1「貧血の改善」

　貧血の改善も第2章（37ページ）で述べましたがたいへん重要な要素です。腎性貧血のみならず、鉄欠乏性貧血や出血などによる貧血も併せて、結果として**貧血の状態が腎臓にはとても悪い**状況になります。腎臓は通常、心拍出量の20〜25％の血液が流れています。もちろん老廃物を濾過するためでもありますが、腎臓では尿の濃縮をはじめとして、電解質や体液の酸性・アルカリ性の調節などでエネルギーを多く消費しています。腎臓のエネルギー源は酸素であり、酸素は赤血球で運搬されるため、血液中の赤血球濃度に依存しています。つまり**貧血では赤血球濃度の低下、すなわち腎臓はエネルギー不足に陥る**わけです。そうすると、腎臓はエネルギー不足のため十分な機能を果たせず、結果として**貧血になると腎機能が低下する**ことになります。

　そのためにも貧血対策が重要であり、出血や鉄不足、栄養不良などによる貧血を避けるとともに、腎性貧血の治療は重要になります。貧血の目標はガイドラインや病態により異なりますが、ヘモグロビン（Hb）11.0g/dL以下で、腎性貧血治療が開始されます。腎性貧血の治療は、従来はエリスロポエチンの注射薬のみでしたが、現在は慢性腎臓病の腎性貧血に対して、経口治療薬（HIF-PH阻害薬）が使えるようになり、治療の幅が広がっています。

　腎臓の酸欠については貧血だけが原因ではありません。仮に貧血がなくとも心不全などで結果的に腎臓に十分な血液が行き届かなければ、腎臓の酸欠すなわちエネルギー不足となります。貧血以外には多くは心臓の心拍出量が落ちる心不全や脈が不正になり有効な心拍出量が得られない不整脈などがあり、これらをきち

んと治療することが腎臓病治療にもつながります。

## 西の大関2「アシドーシス（体液酸性化）の改善」

アシドーシスの改善も重要な要素です。アシドーシスとは体液の酸性化のことです。ヒトの身体はある一定幅のpH（弱アルカリ性の体液）のとき、体内に無数に存在する各種酵素などのはたらきが最大限のパフォーマンス能力を示すようにできています。酸性に傾くほど体内に無数にある各種酵素のはたらきが徐々に低下していきます。

しかし、体液が多少酸性に傾いてもいきなりダメになるわけではありません。このアシドーシス悪化のイメージとして例をあげると、錆びついたドアのように、動くけれどスムーズでなかったり、大きく開くことができなかったり、開けると音がしたりと何だか正常ではなくなり、錆びつきがひどくなると開けることができなくなることと似ています。身体には何千、何万もの酵素がさまざまな生体活動を行っています。アシドーシスに傾くと全身の酵素がスムーズにはたらけなくなり、そして一定の値より酸性化すると、ついにはすべての代謝活動が停止、すなわち死亡してしまうためたいへん重要な要素です。

なかなか症状としてとらえづらいことが多いのですが、アシドーシス悪化の代表的な影響の一つとして、高カリウム血症があります。高カリウム血症は重篤な不整脈を誘発し、死亡リスクにもつながります。カリウムは血液中にはあまりなく、細胞内に多く存在しています。アシドーシスになると細胞内のカリウムが血液中に出てきて高カリウム血症になり、死亡リスクが高まるのです。

ほかに、アシドーシスでは嘔吐が誘発されることが知られています。身体は危険なアシドーシスの状況を改善しようと「ある行動」に出ます。それが嘔吐です。身体の中でいちばん酸性度が強いところは、どこでしょうか？　胃酸が多く含まれている胃液です。胃液を外に出せば、もっとも酸性度が高い物質を外に排出することとなり、身体はその分アルカリ性になり、アシドーシスはやや改善します。そのため、自身を守るために吐くことになる、つまり吐き気につながります。

ほかにもいろいろありますが「**アシドーシスになると正常な代謝活動、身体活**

第8章

161

**動ができなくなっていく**」と理解しておいてください。

# 東の関脇
# 「肥満防止、過度の痩せ（エネルギー不足）の予防」

　第4章（62ページ）でも述べたように、大きく体重を変えないことが重要です。使用しているエネルギー量と摂取しているエネルギー量がほぼ同等であれば、体重は大きく変わらず、さまざまなものが過不足なく摂取できている状態と考えられ、一般的には腎臓のみならず身体全般に対してもほぼ安定した状態といえます。

## ▎肥満防止

　体重増加、すなわち身体が必要とするエネルギーより過剰摂取している状態では、余ったエネルギーは血糖やおもに脂肪として体内に蓄えられ、皮下脂肪のみならず内臓脂肪蓄積や高血糖を来し、いわゆるメタボリック症候群を経て、脂肪肝、糖尿病、動脈硬化、高血圧、そして腎臓病の悪化などを来します。体重が増加するほどのエネルギー過剰摂取は、もれなくタンパク質摂取過多の状態ですので、当然、腎臓への負荷が亢進して腎機能障害などを誘発します。糖尿病だけでなく腎臓病でも太ることは厳禁です。

## ▎過度の痩せ（エネルギー不足）の予防

　逆に痩せればよいのでしょうか？ 適度な痩せ、ゆっくりとした体重減少により内臓脂肪などの余剰エネルギー源からゆっくりとしたエネルギーの遊離ならば、腎臓病にとってはまったく問題ない範囲ですし、身体全体からみるとむしろ好ましいことが多いかもしれません。しかし、その範疇を超えた急激な痩せ（絶食、過度なダイエット、食思不振など）によって身体が必要としているエネルギーを大幅に下回った摂取不足の場合は、体内に蓄積された糖、グリコーゲン、脂肪ではまかないきれずに、重要な筋肉組織を分解することになります。それは、筋力低下のみならず、筋肉が分解されて多くの窒素化合物の増加やアシドーシス増悪

を来して、腎臓に悪影響を与えます。増やそうと思っても思うように増えない大事な筋肉を失うばかりでなく、筋肉が壊れて発生する多くの毒素を100％吸収することとなり、腎臓にとっては大問題となります。

　そのため、患者が**安定している状態の体重を増やさず、かつ急な体重減少を避ける**ことが重要です。なかには、「手術や肺炎で入院し、治ったものの体重が3kg減ったので急いでもとの体重に戻さなければと考え、いつも以上に大食いしている」という患者もいますが、これは間違いです。確かに1ヵ月で3kg減ることは食事が十分にとれない場合はあり得ることです。しかし、逆に大食いして1ヵ月で3kg増やした場合は、筋肉はほぼ増えず、よくても脂肪が増えるだけです。そして大食いしたタンパク質はほぼゴミとなり、腎機能を傷害します。急に食事摂取量を増やしても大幅な筋肉増強にはつながらないため、毎月少しずつ戻していくことが大切です。管理栄養士は、主治医と相談したうえで、体重を戻すペースを調整できるように、うまく栄養指導を行ってください。

# 西の関脇「心不全の予防、高リン血症の改善」

## 心不全の予防

　心不全はそれだけで独立した疾患かつ重要な臓器疾患です。今でも主に心不全だけのために透析を含めた血液浄化法を行わなければならない患者がいます。それはどうしてでしょうか？　当然、心機能が完全に失われれば、腎臓のみならず身体の死亡になります。では、その一歩手前ではどうでしょうか？

　仮に脳に十分な酸素が送れなければ、ぼーっとしたり、意識が混濁したりします。また、腎臓も尿のもとになる血液が来なければ、尿がつくれなかったり、腎臓での赤血球が十分に届かないことによる酸素不足のため腎臓は十分にはたらけず、水分が貯まったり、毒素が貯まったりして、腎不全症状が出てきます。そうすると心臓は取り替えられないため、末期の心不全の場合は、条件次第で腎臓の肩代わりとして透析などの血液浄化法を行うことになります。最初は体液貯留が全面に出ることが多く、水分のみ除去する治療（体外限外濾過療法）をすること

が多いですが、早晩血液透析を実施せざるを得なくなることが多いです。

　少しおおげさな状態から話しましたが、ここまで心臓の機能が悪くなくても、程度の問題で心臓の機能が低下する状態、つまり心不全になると、腎臓に十分な血液を送れなくなり、腎臓の機能が低下します。すなわち腎臓の酸欠と尿生成のための材料である血液が不足するため、腎臓が十分な尿をつくれず、尿を出してもそのなかに十分な老廃物を出せなくなってしまいます。このため、心不全は腎臓の先行きにとって重要な合併症であることが理解できたかと思います。また、心不全とは若干異なりますが、重篤な不整脈も同様に腎臓への適切な血流維持が保たれなくなるため、病態によって異なりますが、心不全類似の腎臓への悪影響を来すことがあります。

## 高リン血症の改善

　高リン血症はどうでしょうか？ 第4章（76ページ）で述べたように、高リン血症になると、心血管疾患の増加や骨折リスクを増加させて死亡リスクが増大することが知られています。そして、リン摂取量はタンパク質摂取量と比例することもわかっているため、**高リン血症＝高タンパク食**に近いため、これだけでも腎臓への影響は大きいです。**リン摂取量を抑えるためには、基本はタンパク質制限をすることと同じ**ことになります。

# 東の小結「感染対策」

　感染はそれだけで命を脅かす厄介な病態です。ですから何らかの細菌感染・ウイルス感染などはそれを治療することが最優先であり、過去には感染を抑えることが医療の中心であった時代もありました。一方で、命を脅かす感染ですが、腎臓とは深いつながりがあります。わかっているものだけでも**感染により腎障害を来す病態は多く、広義の感染性腎症**ともいわれています。腎機能障害に感染が合併すると、脱水などに加えて図2のようなさまざまな免疫的異常が加わり悪化することが多く、要注意です[1]。

　軽度な例をあげると、いわゆる「風邪症候群」の合併時でも感染中にタンパク

| 感染症 | 腎障害の原因 | 惹起された腎炎 |
|---|---|---|
| A群β溶血性連鎖球菌 | 免疫複合体 | 溶連菌感染後糸球体腎炎 |
| 溶連菌など | 免疫複合体 | C3腎症 |
| MRSA<br>（メチシリン耐性黄色ブドウ球菌） | スーパー抗原<br>免疫複合体 | MRSA腎症・<br>尿細管間質障害 |
| B型肝炎ウイルス | 免疫複合体 | 膜性増殖性糸球体腎炎・<br>小児：膜性腎症 |
| C型肝炎ウイルス | クリオグロブリン<br>免疫複合体 | 膜性増殖性糸球体腎炎・<br>膜性腎症 |
| HIVウイルス | 免疫複合体 | 巣状糸球体硬化症・<br>膜性増殖性糸球体腎炎 |
| パルボウイルスB19 | 免疫複合体 | メサンギウム増殖性腎炎 |
| 不詳 | 免疫複合体 | IgA腎症・<br>紫斑病性腎炎（IgA血管炎） |
| 感染性心内膜炎 | 免疫複合体 | 管内増殖性糸球体腎炎 |
| シャント腎炎：ブドウ球菌など | 免疫複合体 | 膜性増殖性糸球体腎炎 |
| 深部膿瘍：種々の菌の持続感染 | 免疫複合体 | 急速進行性糸球体腎炎 |

**図2　感染症と腎障害**（文献1より改変）

尿が認められることがあります。感染症合併時には、2～3日以内に軽快しない場合は腎機能障害増悪の可能性もあり、少なくとも脱水にならないように管理しながら、早期に感染の治癒をめざすべきです。

# 西の小結「高尿酸血症の改善」

　高尿酸血症（痛風）は、腎臓で起こると**痛風腎**といわれます。足に生じる痛風は名前のように風が吹いても痛いくらいの痛みですが、幸か不幸か腎臓内部には

痛みを感じる神経がなく、痛風腎は痛みはありません。しかし、腎臓の組織を破壊して腎機能障害を来します。そこまで至らなくても慢性腎臓病を悪化させることが知られており、尿酸値の管理は必要です。管理栄養士も検査値などに注意を向けましょう。

# 東の前頭
# 「鎮痛薬などの薬剤、喫煙、過度の運動」

## 鎮痛薬などの薬剤

さまざまな薬剤が腎臓に悪影響をおよぼすことが知られています。もちろん必要な薬剤も多いことから、より腎臓に優しい薬剤に変更したり、投与期間、投与量などを適正化すれば、腎への悪影響を最小化することができます。腎臓の専門医は知っていることですが、他科からの処方や患者の自己判断による服用も考えられます。栄養指導時に服薬状況についても確認しておいてください。

## 喫煙

喫煙は言わずもがなで、肺がんや肺気腫のリスクでだけでなく、高血圧や多血症、足壊疽などを含む血管障害など、影響は多岐にわたります。腎臓も血管の塊のため、ニコチンなどの影響により腎内の血管が収縮して虚血になります。ほかにも全身への影響が大きく、基本的に慢性腎臓病患者には禁煙を指導しましょう。

## 過度の運動

運動自体はたいへんよいことですから、習慣的に実施することはよいです。しかし、過度の運動（患者自身の能力以上の運動）をある期間した場合、腎臓は十分な血流量がとれず、腎臓が酸欠状態になります。注意してほしいのは、ある一定の運動量というより、個々の患者にとって、過大な運動量を続けることがよくないことです。つまり、過大な運動量は、年齢や体力などにより異なります。現実的にはそこまでの過剰運動を習慣的にしている人は少ないと思いますが、仕事

や運動で疲れたと感じたときは注意が必要です。

# 西の前頭「睡眠時無呼吸症候群の治療」

　睡眠時無呼吸症候群は、夜間の睡眠中に無呼吸と低呼吸（いびき）をくり返す病気です。大きく２つの症状があります。

①熟睡できないため、日中に眠気が強くなり、集中力が低下する。眠気のため交通事故や労働中の事故につながる可能性が高くなる。

②無呼吸と低呼吸をくり返すことによって低酸素状態が起こり、高血圧になりやすく、糖尿病、心筋梗塞、脳卒中などの合併症を起こしやすくなる。最悪の場合は突然死につながる。

　詳細に解説はしませんが、栄養指導の場面などで患者から「昼間に眠気がある」などの情報を得た場合は、専門外来への受診を促してください。

# 別格「高カリウム血症」

　第2章（43ページ）でくわしく解説していますが、高カリウム血症が横綱、大関などの階級と、なぜ別格なのかを説明します。

　カリウムは細胞内に多く存在し、カリウム自体は危険なものではなく、逆に必須の電解質です。すなわち不足すると低カリウム血症となり、脱力感、筋力低下、だるさなどの症状が出てくることが多く、さらに血液中のカリウム濃度が低下すると手足が麻痺する、手足がしびれるなどの症状が出現するためたいへん重要な電解質です。

　一方で、高カリウム血症となると、筋肉の収縮が正常に行えず、だるくなったり、口の周りがしびれたり、手足がしびれて力が入らない、吐き気、下痢などが起こることがあります。最大のリスクは高カリウム血症になると、不整脈を起こし、重度の場合は心停止することもあります。そのため、死につながるリスクがあるということで別格としています。管理栄養士も、カリウム値だけはとくに注

第8章

意するようにしてください。

引用・参考文献

1) 岩崎滋樹. "対策2-3 感染、脱水は、腎臓の悪化因子". 図解 腎臓病をよく知りともに闘っていく本：腎臓病治療30年以上の専門医だから伝えられる治療に直結する腎臓病の真実. 東京, 桜の花出版, 2018. 149-50.

# 食事療法の疑問
# 慢性腎臓病治療の疑問

　患者が病気を克服するうえで、また病気と上手につき
あっていくうえで、管理栄養士のサポートは欠かせませ
ん。その際、病気や症状、対処法などを系統的に説明し
ても、患者側からみればわかりづらい点や疑問点がある
ことも理解できるかと思います。そのため本章では、市
民公開講座や院内腎臓病教室、そして外来診療などで患
者から受けた数多くの質問の中でよくある質問や重要な
質問について、医師と管理栄養士から回答します。患者
向けの回答（言葉）になっていますので、栄養指導の場
面でそのままお伝えください。

# タンパク質制限をして栄養失調にならないですか？

タンパク質制限をすることで栄養失調の心配をされている方が少なからずいることは十分に承知しています。心配は大きく次の2つに分かれます。「タンパク質摂取そのものが少なくて栄養障害を起こすのではないか？」「タンパク質に付随するビタミン、ミネラルが欠乏するのではないか？」です。

まずはどこまでタンパク質制限をするかによって、やや考え方が異なります。一般的に低タンパク食の目標とされている「1日タンパク質40g食」の場合は、そもそも現代人はタンパク質をとりすぎており、文明開化で肉食が広がりはじめた明治時代後期でもタンパク質摂取量は1日約54gにすぎませんでした、それでも元気に活動できていました。さらに時代を遡ると平安時代、江戸時代と肉食禁止令が出ているほどですので、宗教的な考え方を排除しても、タンパク質摂取はそれほど多くはなく、米などの穀物由来のタンパク質摂取が主体で、せいぜい1日40gほどであったと推定されます。また、必要タンパク質量は25gですから、タンパク質40g食は、タンパク質およびそのほかの栄養素の必要量も原則心配する必要はありません[1]。

さらに、タンパク質25〜30gの非常に厳しいタンパク制限食ではどうでしょうか？ 厳格なタンパク質制限は慢性腎臓病の悪化防止には有効ですが、実施するには、治療用特殊食品の使用経験が豊富な腎臓専門医と管理栄養士による指導が必要とされます[1]。

一方で、腎臓専門医と管理栄養士により適切に管理することができれば、厳しい低タンパク食でも明らかな栄養障害は起こらないとされています[2]。ビタミン、ミネラルなど腎臓に安全な範囲でのサプリメント服用によってよい結果が得られた報告が多く[2]、非常に厳しい低タンパク質制限食では適切な範囲でのサプリメントの服用であるならば安全性向上のため用いてもよいと思われます。

Q2

# 低タンパク質の治療用特殊食品でつくった食事を家族が食べても大丈夫ですか？家族が栄養不足にはならないですか？

低タンパク質の治療用特殊食品は、同種の通常食品よりもタンパク質を減らしていますが、薬のように薬効があるものではありません。誰が食べてもよいものです。低タンパク質の治療用特殊食品を食べても、ほかの食品でタンパク質の量を増やしたり、追加したりすれば、トータルのタンパク質摂取量は増やすことが可能ですので、家族はそれぞれに見合うタンパク質を摂取することができます。

Q3

# 腎臓病ではない家族と一緒に食事をとる場合は、何に気をつけるとよいですか？何か工夫はありますか？

患者の食事と家族の食事をはっきりと区別して調理し、食事内容も別にする方法もありますが、長期にわたって良好な低タンパク食を実践された患者が、実際に工夫されたことが参考になるでしょう。

## 同じ料理を食べ、注意すべき食材だけを減量する

患者の食事も家族の食事もメニューは同じにして、患者の食事は食材のなかで通常食品から低タンパク質の治療用特殊食品に置き換えられるものは置き換え、調味も減塩にします。患者の分はすべての食材、調味料をしっかりとデジタル計量器で計量をして、使用する鍋やフライパンも患者用と家族用を別にして調理します。家族分は患者分を計量して除いた食材を用いて（タンパク質食品を増量する）、調味料も気にせずに調理します。食卓では、見た目には同じ料理が並び（料理のなかの一部の食材の量だけが異なる）、一緒に食事をすることで楽しく食事が

続けられます。

## 減塩食を基本として、家族はあとから調味料を追加する

家族の分も含めた食材を用意してすべてを計量し、料理総量の栄養計算も行い、エネルギー、タンパク質、食塩量を出しておきます。料理をつくり、できあがり総量の重量を量れば、料理総量の栄養量が出ていますので、できあがり総量のなかから患者が食べる分の重量を計量すると、エネルギー、タンパク質、食塩量の見当がつきます。各食材が均等に含まれる料理に向く方法で、減塩食を基準につくっておけば、塩味を足したい家族は各自調味料を加えて好きな味にできます。家族の好みに合わせて塩味を濃くしてしまうと、患者の分だけ食塩を除くことは困難です。数回分の食事のつくりおきにも向く方法です。

\* \* \*

「楽しく食事をするための工夫」と、「正確な食事が楽に続けられるように、食事づくりで上手に手を抜く工夫」は、低タンパク食を行ううえで大切なことです。

## Q4
## 限られたタンパク質を朝食・昼食・夕食などでどのように食べればよいのですか？

限られたタンパク質摂取ですので、できるだけむだがなく有効に食べたい思いはたいへん強いと思います。しかし、1回の食事あたり20g以上のタンパク質を摂取しても、それ以上はすべてタンパク質合成に回らず、すべてゴミとなって腎臓の負担となります。1点豪華主義で夕食にタンパク質摂取量を多くしても、非常にむだが多いことになります。そのためタンパク質の制限量によりますが、タンパク質をなるべく均等にとることを意識して、1回の食事あたりのタンパク質摂取量は20gを超えないようにしましょう（図1）。

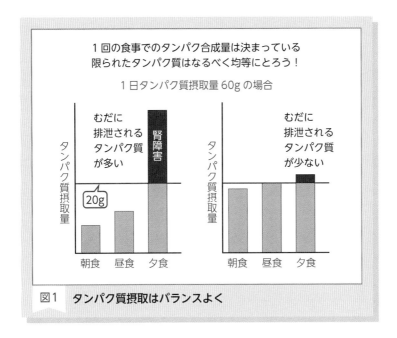

1回の食事でのタンパク合成量は決まっている
限られたタンパク質はなるべく均等にとろう！

1日タンパク質摂取量60gの場合

図1　タンパク質摂取はバランスよく

---

## Q5

# 非常に厳しい超低タンパク食（タンパク質25〜30g）ではさらに透析導入を遅らせることができますか？

　タンパク質25〜30gの非常に厳しい超低タンパク食を適切に実施できれば、通常の低タンパク食と比べても明らかに腎生存率が高いことがわかります（図2）[3]。非常に厳しい超低タンパク食を実施する意思があり、かつ治療用特殊食品の使用経験が豊富な腎臓専門医と管理栄養士による、厳格な指導が必要です。けっして独自の方法では行わないでください。通常の低タンパク食が実践できて、さらなる意欲がある方は、腎臓専門医および管理栄養士にご相談ください。

第9章

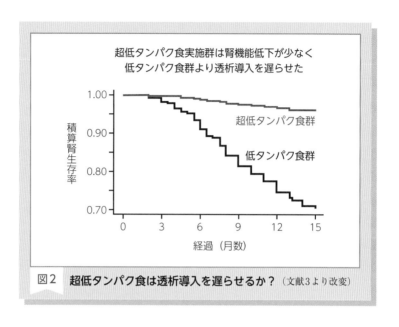

図2　**超低タンパク食は透析導入を遅らせるか？**（文献3より改変）

---

## Q6

# カリウムについて、多く食べてはよくない食物を 具体的に教えてください。

タンパク質摂取制限を行うことで代謝性アシドーシスが改善されるため、高カリウム血症を予防・改善できることが多いです。まずは低タンパク食をしっかりと行いましょう。タンパク質制限を実行してもカリウム値が高い場合は下記の食品のとりすぎに注意してください。

・100％の野菜ジュースや果汁

・青汁、コーヒー、濃い緑茶

・青菜類、いも類、バナナ、メロン

・干した野菜や果物

・きのこ類

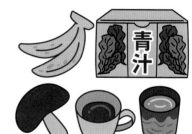

## Q7

# カリウムを減らすために野菜を水にさらしたり、ゆでこぼしたりしたほうがよいと聞きますが、本当ですか？

　カリウムは食物の細胞のなかに多く含まれています。野菜を薄く、細かく切ることで細胞が壊れ、カリウムが流れやすくなります。野菜を水にさらすだけでも多少カリウムは減少しますが、細かく切ってさらしたほうがカリウムは減ります。たとえば乱切りよりも、いちょう切りのほうが水に触れる面が増え、カリウムは流れやすくなるのです。

　カリウム制限のため、野菜をゆでこぼす場合は、水は5倍量よりも10倍量のほうがカリウムは減ります。また、ゆでる時間が長いほど、カリウムが減ります。

　**鍋料理などにしてカリウムが溶け出したゆで汁をそのまま食用する場合は、カリウム摂取はまったく減りません**ので気をつけましょう。

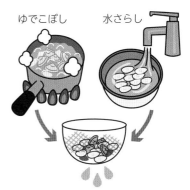

## Q8

# リン値が高いといわれました。どうしたらよいか具体的に教えてください。

　リンには有機リンと無機リンがあります。肉や魚、牛乳などもともと食品に含まれているリンは有機リンで、体内に吸収されるのは50％程度です。食品加工の際に添加する保存料や乳化剤、pH調整剤などの食品添加物のリンは無機リンで、90％程度が吸収されてしまいます。

　有機リンの多くはタンパク質とともに存在しているため、**タンパク質摂取が増えれば有機リン摂取も増加する関係**（正の相関）にあり、**タンパク質摂取が減れ**

**ば有機リン摂取も減少します。**また、低タンパク質の治療用特殊食品は低リン食品でもあります。まずは、主食を低タンパク質の治療用特殊食品に変更して、肉、魚、卵などのタンパク質食品の摂取を減らすこと自体が効果的なリン制限食になります。さらに、レバーやモツなどの内臓、骨まで食べる魚や魚卵、いか、牛乳、チーズなど有機リンを多く含む食品をできるだけ避けて、食品選択をしましょう。「日本食品標準成分表（食品成分表）」にリンの項目がありますので、リン値が高いといわれた人は、エネルギー、タンパク質、食塩の確認に加えて、リンも確認するようにしてください。リンは骨に多く含まれていますので、骨を煮出す鶏ガラ、豚骨、煮干しなどのだしやアラ煮、さば缶などもリンが多く含まれています。

　加工食品の包装に表示されている「栄養成分表示」には現時点でリンの表示は義務づけられていませんので、「栄養成分表示」にリンが表示されていないからといって、リンが含まれていないとは思わないでください。

　また、加工食品は包装に表示されている「原材料名」を確認するようにしましょう。「原材料名」に「リン酸ナトリウム（リン酸Na）」などと表示されていれば、食品添加物として無機リンが添加されていることがわかります。できるだけ、食品添加物が使われていないもの、少ないものを選択しましょう。しかし、表示は「安定剤」「増粘剤」「タンパク質変性剤」「イーストフード」「緩衝剤」などの用途で表示されています。直接「リン」と表示されていることは少ないのですが、添加物には各種リン酸塩が含まれています。はっきりと食品だとわからないものから無機リンを摂取している可能性が高いです。

　チーズのように牛乳からの有機リンも、食品添加物からの無機リンも、それぞれ多く含まれている食品があります。リン値が高い人は、食品を選択する際に食品成分表のリンの項目を確認するとよいでしょう。また、食品包装に記載されている「原材料名」を確認して摂取の可否を考え、摂取量の調整を行いましょう。

## Q9

# 腎臓病で食塩制限が必要なのはわかるのですが、食事の工夫でどのあたりまで減らせるのですか？

　減塩の工夫はいろいろとありますが、一気に減らすと味を感じなくなってしまうので、少しずつ減塩していくことがコツです。また、食事の工夫による具体的な減塩方法は以下に示します。

・薄味を心がけ、少しずつ慣れていく。

・加工食品はなるべく避ける。

・漬けもの、つくだ煮、汁ものを控える。

・食塩、しょうゆ、ソースなどは全体にかけないで、小皿にとってつける。

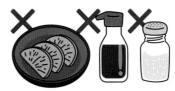

・酢やレモン・ゆずなどのしぼり汁を利用する。

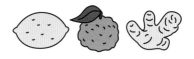

・香辛料、香味野菜、ごま、のりなどの香りを利用する。

・しっかりとだしをとる。

・味つけにメリハリをつける（すべて減塩にするのではなく、一品のみ普通の味つけにするなど）。

・よく食べる食品の食塩含有量を確認する。

　最近では逆に最低2週間しっかりとした減塩をすることにより、塩味の感受性をリセットする方法が開発されています（111ページ）。

## Q10

# 外食時の注意点はありますか？

　外食時は、味つけやご飯の調整が可能かについて、お店に声をかけてみるのも一つの方法です。最近はアレルギー回避とともに気遣ってくれる施設も増えています。選ぶメニューとしては、天ぷら定食やコロッケ定食など、丼ものではなく、

第9章

定食がおすすめです。主食、主菜、副菜、汁ものと分かれているため、調整しやすいです。

　減塩のためには、みそ汁は具だけを食べて汁を残すようにします。また、漬けものは手をつけないようにします。調味料はなるべく使用しないことも重要です。

　以上、2点は食塩制限、リン制限のためにとくに大切なことです。おかずは量が多ければ残して調整するとよいでしょう。最近では、腎臓病食に対応したレストランやホテルもありますので、ぜひ探してみてください。

Q11

# 旅館やホテルでの食事は、いつもの食事と変わりすぎて、どうしてよいかわかりません。

　ホテルや旅館で出される会席料理やフルコース料理は、食欲旺盛な若者からクオリティにうるさい美食家まで、かなり広い範囲の人が満足するように提供されているのが実際です。ですから、エネルギー的には通常食の5割増し、こだわりの食材として、どうしても肉や魚などを多用するため、タンパク質量は通常食の5割増し以上、場合によって倍以上になっていると感じます。一方で、このようなごちそうを家族や友人と一緒に食べられないことも人生にとって悲しい経験になり得ます。

　会席料理やフルコース料理の場合は、食材ごとに半分は手をつけて、半分を残すように調整すると、栄養的にはエネルギーは十分に保たれ、タンパク質制限は十分ではないものの一定限度は抑えられるかたちとなります。

　何より重要なことは、自分だけ特別食を食べるのではなく、おいしい食事を囲み、親しい家族や友人に気を使わせることなく、自然に楽しい会話ができることです。また、頻回でなければふだんのストレス発散に寄与することもできます。

　忘れてはいけないのは、減塩は数日かけて調整している（徐々に減らして身体を慣れさせている）ため、豪華な食事のあとの2〜3日間は、食塩をいつもよりも控えた食事に調整しましょう。

## Q12
# 腎臓病食の宅配がありますが、飽きてしまって長く続きません。何かよい方法はありますか？

　当初はおいしく感じていても、同じレストランの食事を毎日食べると飽きてくるように、宅配の腎臓病食も毎日食べていると飽きてきます。腎臓病患者用に配慮された宅配食を毎日食べ続けることは理想ですが、飽きて苦痛になったときは、メーカーを変えることもおすすめです。冷凍の宅配食に飽きた人でも、冷蔵の宅配食であれば野菜の触感が残っているため、続けやすいかもしれません。好みのメーカーを探してください。また、しばらく中止することもよいでしょう。中止している間は、主食のみを低タンパク質の治療用特殊食品にして、おかずはタンパク質量に注意しながら、好みのものを自身で用意しましょう。

　食事療法は0か100の治療方法ではありません。途中で投げ出すことなく、自分のできる範囲をマラソンのように長く続けることが重要です。

## Q13
# さまざまな低タンパク質の食品が売っていますが、まず何からはじめたらよいですか？

　まずは主食としての米（ご飯）、パン、めん類の低タンパク食品を取り入れることからはじめましょう。それでもエネルギー不足になる場合は、低タンパク質・高エネルギーの飲みものやゼリー、菓子類などを間食としておすすめします。

第9章

# 食事記録は毎日つけなければいけませんか？
# 栄養計算は毎日しないといけませんか？

　食事記録は毎日記録して、当日中に1日の摂取栄養量を計算しましょう。1週間後にまとめて記録したり、計算したりするのでは、摂取栄養量の過不足にすぐに対応できず、食事記録をいかすことができません。改善することがあればすぐに翌日に反映させましょう。記録は保存して、血液検査や尿検査結果と毎日の食事記録の状態を照らし合わせてみましょう。医師や管理栄養士と一緒に効果判定をするためにも、食事記録は重要な要素となります。

　食事記録と栄養計算にははじめは多くの時間が必要ですが、日を追うごとに自分のつけた食事記録を参考に献立を考えたり、栄養計算を簡略化（書き写しなど）できて、短時間でも行えるようになります。

　栄養成分値がわからない食品がある場合は類似の食品の栄養成分値を参考にしてみましょう。また、不明のままでも1日分の栄養成分値の合計を算出して摂取栄養素量を「合計値＋不明分」として把握しておきましょう。

　毎食の調理中に食材や使用量をメモ書きし、その後に食事記録表に記入して栄養計算を行うのが、多くの人が行っている方法です。

　夕食前に1日分の摂取目標とする栄養量（医師からの指示栄養量）から、朝食と昼食の摂取栄養量を差し引いた分を算出して、その分を夕食で食べるようにすると目標量を大きく外しません。

　長期にわたって良好な低タンパク食を実践してきた人たちは、たとえば、毎朝の食事を同じ内容、量にして1食分の栄養計算を省く、主食を固定して栄養計算を省く、過去の食事記録をくり返して一部の食材を入れ替えて（肉を魚に変更するなど）、その部分の栄養計算の修正だけで済ますなど、栄養計算を少しでも楽にする工夫をしています。参考にしてください。

## Q15
# 夜中にトイレに起きるようになりました。水分は減らしたほうがよいですか？

　加齢などに伴い腎臓の機能が落ちてくると、尿を濃くすることができなくなっているため、薄い尿を多く出すことによって老廃物を体外に出しています。ですから、寝る前に水を飲まないという人がいますが、ヒトの身体は水を飲まなくても尿を出そうとしますし、水を飲まないと結果的に夜間の脱水になり、危険です。ちなみに2015年の世界腎臓デーの標語は「寝る前にコップ1杯のお水を飲みましょう！」です。逆に、**寝る前にコップ1杯の水を飲むことは腎臓病患者にはすすめられています。**

　もし夜間の尿を減らしたいと考えるならば、いちばん効果的なことは、水分を減らすことではなく、食塩摂取を減らすことです。食塩は体内に水と一緒に存在しています。食塩摂取を減らすことができれば、昼間に余分な水分を体外に排出できるため、夜間の尿量を抑えることにつながります。

## Q16
# 水分摂取は多めのほうがよいとよくいわれますが、目安はどのくらいですか？

　健康な人も明らかに飲みすぎない限り、飲水は腎臓にはよいことと考えられています。健康な人は1日1,500mL前後の尿を出しています。初期〜中期の慢性腎臓病患者は、多尿気味になり、2,000〜2,500mL出ている人もいますので、下肢などにむくみが出ない範囲で飲水することは問題ありません。とくに寝る前にコップ1杯の飲水はすすめられています。

　一方で、末期腎不全、心不全、食塩摂取過多などで下肢などに浮腫が出ている人は、病状によって飲水を減らさなければ、浮腫や心不全が増悪します。浮腫や心不全があるケースでは主治医に飲水量の確認や指示を受けてください。減塩に

よって飲水制限が緩和できることもありますが、**浮腫や心不全がある場合は、よりいっそう減塩が重要**になります。

## Q17
# 水やお茶よりも経口補水液やスポーツ飲料のほうがよいですか？

世の中にはさまざまな情報があふれており、一部では「水やお茶よりも経口補水液やスポーツ飲料のほうがよい」と喧伝されています。経口補水液メーカーは、どのようなときに飲めばよいかについて以下のように発表しています。

> ・感染性腸炎、感冒による下痢・嘔吐・発熱を伴う脱水状態
> ・高齢者の経口摂取不足による脱水状態
> ・過度の発汗による脱水状態
> 　このような軽度〜中等度の脱水状態のときにお飲みください

どうでしょうか？ 本来、経口補水液は上記の状況で飲用することで販売が許可されています。文面を見てわかるように「軽度〜中等度の脱水状態である半病的状態のとき」もしくは「食事がとれない状態」に適している飲料です。そのため、**通常の飲水では、経口補水液や食塩を含んだスポーツ飲料は用いません**。とくに腎機能障害がある人では、身体がナトリウム貯留傾向で、よほどの発汗や下痢などで脱水状態にならない限り、今までの減塩に反することとなります。経口補水液や食塩を含んだスポーツ飲料の飲用はよいことがないばかりでなく、逆に体液状況や心不全を悪化させることになります。腎臓病患者は、よほどの発汗や下痢などで脱水状態にならない限り、むくみに気をつけながら通常の水分摂取が望ましいです。

一方、何事にも例外があります。高齢の腎機能障害者の数％では尿から多くの食塩が喪失してしまい、逆にいうと必要な分を適切に再吸収できない状態の人がいます。ナトリウム喪失性腎症（塩類喪失性腎症）や、抗利尿ホルモン不適合分泌

症候群（syndrome of inappropriate secretion of antidiuretic hormone；SIADH）などの診断がつけられていると思います。これらの病態で尿中にナトリウムが多量に失われる場合は、食塩制限がなくなったり、逆に多くとる必要がある人もいます。しかし、その場合は、主治医からかならず指示があります。言われていない人は違いますので、むくみが出ないように減塩に努めてください。

## Q18
# アルコールは腎臓病に悪いのですか？
# 飲酒はどのくらいまでならよいですか？

## 高タンパク質・高食塩のおつまみに注意

アルコールは基本的にはタンパク質がないため、アルコール単体では腎臓に悪影響を与えません。一方で、アルコールのお供の肴（さかな）、おつまみは、貝類、いかなどの干もの、焼きもの、煮もの、木の実などに代表される高タンパク質・高食塩が多く、肴本来の意味の「酒を飲みながら食べるもの」に広げても、刺身、焼き魚、肉類など高タンパク質・高食塩の範疇に入ります。そのため、杯を重ねるほど、実際は高タンパク質・高食塩摂取となります。

アルコールは最初の１杯をめどに、楽しみのためであればおすすめしていますが、２杯目以降は食事内容のバランスがくずれるため、おすすめしていません。１日１杯と決めて、その範囲でお酒をたしなむ習慣づけが、食事療法を長続きさせるコツの一つかもしれません。

## エネルギーの過剰摂取に注意

アルコール飲料はタンパク質含有量が少なく、エネルギー（1gあたり7kcal）があるため、エネルギー摂取ができます。しかし、アルコールを飲むと食欲が増し、過食につながるおそれがあります。脂質が多い料理もおいしく食べられるため、

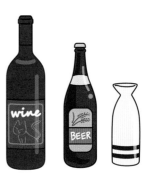

エネルギー摂取増加になっていることもあります。タンパク質、エネルギー過剰摂取につながらない飲み方であれば、アルコールは腎臓病に悪いとはいえず、むしろエネルギー摂取や食事を楽しくするものとして、量には注意しつつ摂取しても構いません。

## Q19

# 昔、腎炎があるからと体育の授業が受けられませんでした。今は慢性腎臓病といわれていますが、運動はどの程度までしてもよいのですか？

　昔、尿タンパクが出て、慢性腎炎やネフローゼと診断されていると、現代と違ってかならずしもよい治療法があるわけではなかったため、腎血流を落とさないように体育の授業などは「見学」をすすめていた時期がありました。現在でも、小児期の場合は、ネフローゼがひどかったり、腎機能障害がすすんでいたりする場合などは、マラソン、競泳、激しい部活動などは禁止されているのが実情です。

　成人例はどうでしょうか？ 基本的な通常の運動は、腎機能を悪化させないばかりか、逆によい効果がある報告[4]が多くなり、2011年には日本腎臓リハビリテーション学会が発足したほどです。一方で、やはり激しい運動はまだまだリスクがあるとも考えられています。通常の運動（年齢により異なる）、散歩、小走り、遊び程度の各種スポーツは心配することなく、実施してもよいでしょう。逆に気をつけなければならないことは、無理してやらねばならない状況を避けることです。具体的には、楽しんで行うスポーツ、たとえばテニスをするのはまったく問題ありませんが、試合など自分の限界に挑戦するような競技は避けましょう。また、無理しない範囲での山歩きは推奨できますが、たとえば「今日中にある山小屋まで着かなければならない」といった行動プランは避けるべきです。

　疲れたらいつでもやめられる状況の運動は積極的に実施して構いません。また、疲れたらすぐにやめる決断をしてください。

## Q20

# 薬剤師から風邪薬や頭痛薬などは腎臓に悪いと止められています。どうしたらよいですか？

　これは非常によくある質問で、それだけ悩ましいことでもあります。薬剤師から、風邪薬や頭痛薬などに含まれている非ステロイド性抗炎症薬（NSAIDs）は腎臓に悪いと指導されます。「主治医に確認してから服用しましょう」といわれるかと思いますが、それは確かに正しいことです。

　非ステロイド性抗炎症薬は、数日〜1週間などでの短期服用でも腎機能障害を不幸にも起こしてしまうことがありますが、一般的には長期服用すると腎機能障害を起こす危険性が急速に増します。逆の見方をすると、風邪や肺炎などで熱が出たり、頭痛があるときに、非ステロイド性抗炎症薬や抗菌薬を使わないと症状がとれないばかりでなく、病状が悪化してしまうこともあります。医師は、非ステロイド性抗炎症薬などの投与による各種症状の軽減や病状改善効果のほうが、投与による腎機能障害を起こすリスクを上回っていると判断したときに、処方しています。つまり、薬剤師の忠告は正しいと理解したうえで、短期間の投与継続が望ましいと考えます。

　一方で、腰痛、リウマチなどの慢性疼痛の場合は話が異なります。疼痛緩和のために**長期にわたる非ステロイド性抗炎症薬の服用は腎障害のリスクが高くなり、すすめられません。**慢性疼痛の場合は、病状によって適切な貼付薬や異なる作用機序をもつ鎮痛薬を医師に相談して出してもらいましょう。

## Q21

# インフルエンザなどのワクチン接種は腎臓病に影響はありますか？

　一般的に慢性腎臓病ではその疾患や個人差はあるものの、同年代の人と比べて免疫能が低下していることが多いです。さらに病状次第でステロイドや免疫抑制

薬の投与を受けている人はさらに免疫能が低下しています。

　では、ワクチン接種はどうすべきかですが、逆にワクチン接種を受けていない場合は、感染時に免疫がない状態ということですから、急に悪化するおそれがあります。基本的にはワクチン接種が望ましいでしょう。

　それでは腎臓病患者は何も問題がないのかですが、結論からいうと、ワクチン接種の効果がやや弱い可能性はあります[5]。筆者の経験ですが、約十数年前に免疫能が低下しているとされる透析患者80名ほどにインフルエンザワクチンを接種して、抗体の産生状況を調べましたが、産生された抗体は同年齢の人より少ない状況でした。筆者の費用負担で初回投与後2週間後にもう1回摂取（ブースター効果）すると、抗体価が一般並みに上昇しました。つまり、慢性腎臓病でやや免疫が低下している人にインフルエンザワクチンを接種しても、同年齢の人に比べて抗体産生量が少ないことがわかりました。しかし、何もしないと抗体はまったくないことになり、インフルエンザに罹患した場合は重篤化しやすいため、抗体産生量が少ないこと（効果がやや低い）を理解したうえで、ワクチン接種をしたほうがよいでしょう。

　小児ではインフルエンザワクチンは2回打ちを承認のうえ実施されていますが、同様に高齢者や慢性腎臓病患者には、2〜4週間空けて2回打ちが予防効果が上がる可能性はあります。しかし、大規模の検証がなされておらず、この方法はまだ承認されていません。最近では、新型コロナウイルス感染症のワクチンの3回目接種、ブースター接種の効果についても積極的肯定意見があり、高齢者や慢性腎臓病患者などの免疫惹起能がやや低下した人には、積極的にワクチンの複数回実施が認められる時期が来るかもしれません。

||||||||||||||||||||||||||||||||||||||||||||||||||||||||||||||||||||||||||||||||||||||||||||||||||||||

## Q22

# 腎臓が悪くなってきたため貧血になったといわれました。腎機能と貧血は関係あるのですか？また貧血になると腎臓に悪いといわれましたが、貧血の治療は必要ですか？

||||||||||||||||||||||||||||||||||||||||||||||||||||||||||||||||||||||||||||||||||||||||||||||||||||||

## 腎臓病患者はなぜ貧血になるのか？

　もっとも多い貧血の原因は、腎臓病の有無にかかわらず、赤血球の材料である鉄不足です。「鉄欠乏性貧血」といわれ、一般的には、鉄を何らかのかたちで補充（薬剤）して貧血を改善させていきます。亜鉛、ビタミン$B_{12}$、葉酸が不足して貧血になる場合もあります。また、血液の病気として「再生不良性貧血」や「溶血性貧血」があります。

　腎臓病患者、とくに腎機能が低下してくると「腎性貧血」と呼ばれる貧血になります。腎臓では、赤血球を増やすホルモンの一種であるエリスロポエチンを分泌しますが、腎機能低下とともに分泌が減り、鉄を含む各種材料があるにもかかわらず貧血になってしまいます。これが腎性貧血です。腎性貧血を改善するためには、エリスロポエチン類似物質の注射（補充）か産生亢進の薬（HIF-PH阻害薬）を服用する必要があります。

## 貧血の治療はなぜ必要なのか？

　貧血は赤血球の質や量が減るということです。赤血球の最大の役割は、肺で取り込まれた酸素を身体の隅々まで運ぶことです。そのため、貧血になると身体中が「酸素欠乏≒エネルギー不足」になってしまいます（図3）。ちなみに、安静時での臓器重量100gあたりの血流量第1位は腎臓で420mL/分、第2位は心臓で84.0mL/分、続いて肝臓、脳の順です。腎臓、心臓は酸素必要量が多い臓器なのです。貧血時には血流量の多い、すなわち酸素必要度の多い臓器ほど酸素欠乏の影響が出やすくなります。酸素欠乏≒エネルギー不足となり、腎臓、心臓の機能が低下し、腎不全、心不全を悪化させることになります（図4）。

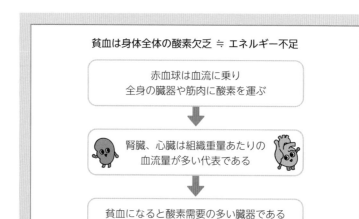

**図3　貧血により影響を受ける臓器**

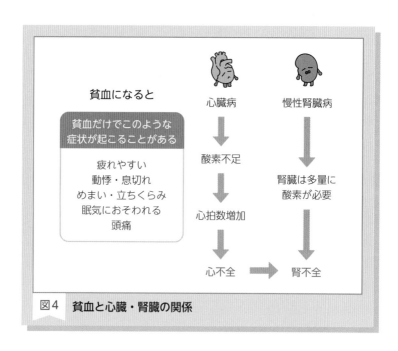

**図4　貧血と心臓・腎臓の関係**

腎不全の状態では、病態によって体液過剰の場合も少なからずあり、加えて酸素欠乏によって心不全をより悪化させ、全身の体液過剰になる場合もあります。身体が溢水症状のため早期に透析導入しなければならないこともあります。慢性腎臓病患者は貧血にならない、もしくは貧血の程度を軽くすることが、透析に至らせないために重要です。

## Q23
# 腎臓がんのため、もう片方の腎臓しかありません。何に注意すればよいですか？

　腎臓はたいへん重要な臓器です。より安全な生命活動を行うために、腎臓は2つあると思っています。腎臓病がない限り、数多くの人々が少しくらいのことでは腎不全にならず天寿を全うできています。がんや外傷などで腎臓が1つになってしまった人も、1つでも腎臓がある限り、大事に使っていけば多くは天寿を全うできます。

　単純に考えてください。2つある腎臓が1つになるということは、腎臓の負荷が2倍になるということです。つまり、腎臓の負荷を半分にすれば、腎臓が2つの人とまったく変わりがないことになります。このため究極の治療法は、腎臓の負荷であるタンパク質を半分にすること、すなわち低タンパク食の励行です。ここで注意ですが、たとえばタンパク質40gの低タンパク食は、現代の食事内容から考えると低タンパク食といえますが、昔ならば通常食よりややタンパク質が控えめな程度です。栄養学的にもタンパク質不足にはなりませんので、まずは1日のタンパク質摂取量を40gにすることをめざしてがんばってみましょう。

　今度は逆に、腎臓が1つになってもまったく同じタンパク質摂取量をとった場合はどのようになるでしょうか？　腎臓病がなくても、過剰なタンパク質負荷によって腎臓が病的状態になることがわかっています。本来、腎臓はゆるゆるとはたらくだけで体内環境を正常化できる力をもっています。腎臓に過食などによって過剰な負荷を与えると、糸球体（濾過機能）に過大な血流が流れて、過剰な濾過現象（hyperfiltration）が生じ、糸球体は肥大していきます。この過程で腎糸球

体の基底膜（濾過膜）に過剰な圧力が生まれ、基底膜を傷害して尿タンパク量が増大していきます。そして、過剰な負荷がさらに継続すると腎糸球体は極最小血管のかたまりのため、いわゆる糸球体内動脈硬化が起こり、負荷が強い糸球体から糸球体硬化が起こります。このときに仮に腎生検を行えば、巣状糸球体硬化症の形態になっています。この巣状糸球体硬化症は、多くのタンパク尿が出て、さらに糸球体が硬化して脱落することによって腎機能が急速に悪化していきます。そのため、腎臓が1つ（単腎）になってしまった人には、よりいっそう腎臓の負荷を排除する、すなわち低タンパク食を行うことが、透析回避の最善の手段となります。腎疾患がある場合は、その治療も並行して行っていきます。

## Q24
# 体調が悪くて食欲がありません。どうしたらよいですか？

　腎臓の立場からすると、透析に近づいた末期腎不全か何らかの病態で身体の酸性化（アシドーシス）がひどくならない限り、体調が悪すぎて食欲がなくなるまでにはなりません。胃腸疾患や感染症、そのほかの全身疾患を除外する必要があります。また、まったく食べられない、飲むことができない状態では、脱水になり急激な腎機能低下につながるおそれがあるため、すぐに担当医に連絡が必要です。

　食欲がなくても、少量なら食べられる状態であれば、エネルギー摂取をするようにしましょう。風邪をひくと発熱や咳でも体力を消耗し、エネルギーも消費します。そのようなときは、少量で効率よくエネルギーがとれるアイスクリームやプリンが食べやすいでしょう。粥に卵や豆腐を混ぜたおじやなども食べやすいためおすすめです。食事が食べられないときは、ふだん食べている低タンパク食に含まれるタンパク質相当も摂取できていないことが多いため、タンパク質食品も混ぜて食べるとよいでしょう。

引用・参考文献

1）日本腎臓学会編．"栄養：CQ2 CKDの進行を抑制するためにたんぱく質摂取量を制限することは推奨されるか？"．エビデンスに基づくCKD診療ガイドライン2018．東京，東京医学社，2018，14.

2）出浦照國．腎不全がわかる本：食事療法で透析を遅らせる．第3版．東京，日本評論社，2014，275p.

3）Garneata, L. et al. Ketoanalogue-Supplemented Vegetarian Very Low-Protein Diet and CKD Progression. J. Am. Soc. Nephrol. 27（7），2016, 2164-76.

4）上月正博．腎機能障害者に運動が及ぼすリスクとベネフィット．The Japanese Journal of Rehabilitation Medicine.　57（3），2020，202-7.

5）日本腎臓学会編．"生活習慣：CQ4 CKD患者にワクチン接種（肺炎球菌ワクチン・インフルエンザワクチン）は推奨されるか？"．前掲書1），12.

第
9
章

# おわりに

　本書を執筆するうえで、最大の動機づけになったものは、「食事療法は
むずかしい。理論はさておき実践することがたいへんむずかしい」とい
う現実に直面したことでした。

　仏教用語から転じて人間の代表的な欲、五欲といわれるものがありま
す。【食欲】【財欲】【色欲】【名誉欲】【睡眠欲】をさすことが多く、ヒト
としてよほど解脱していない限り、いずれも、もしかしたらすべて惑わ
される対象になります。いえば当たり前のことですが、食事というもの
は、人間五欲の筆頭であり、上位概念である【生存欲】とつながります
ので、食事療法でこの【食欲】に踏み入ることは並大抵の理解や方法で
は実施困難なことが想像されました。

　個人的な経験ですが、実際過去にタンパク質30g食を長期間実施でき
た人は、「透析にならないようにしたい、なりたくない」という強い動機
がある方々でした。具体的には40～50歳代の男性で奥さまが協力的と
いうことが典型例であり、もう少し踏み込むと、あと一歩で取締役や部
長になる、なれそうという方々でした。そのためか家族の協力も十分あ
り、意欲が維持できたことも大いに助かりました。

　そこで私は、そこまで強い動機がない一般の方々でも現在のタンパク
質摂取量より、－10g、－20g、－30gのように、その人のモチベーシ
ョンに合わせたタンパク質制限が行えるには何が最善かを終始考えまし
た。結論としては、知識面でタンパク質制限の有用性を十二分に理解し
たうえで、方法論でどのようにしたら自分に合ったタンパク質制限を無
理なくできるのかを、本人ならびに家族に直接理解していただくのが最
善ではないかという考えに至り、市民公開講座や院内腎臓病教室を開催
しました。これにより理想的ではなくともその人なりに今まで食べてい
たタンパク量より、ある人は－10g、ある人は－30gと、その人に合わ
せた低タンパク食の実践ができ、集団として明らかに透析導入を減らせ
ることができました。具体的には、今の病院は以前は年間平均約50名
の透析導入がありましたが、私の就任後は患者が増えたにもかかわらず、

約半分の最大年間25名まで透析導入数を減らすことができました。

　これらの成功体験から、医師、看護師そして管理栄養士のなるべく多くの方々に腎臓病の本来の姿をよく知っていただいたうえで、さまざまな有効な対策の実施と本能的に実行がむずかしい食事療法の本質を理解して、診療や患者指導、栄養指導を実践してもらえれば、皆様方の施設で透析に至る人を結果的に減らし、もしくは透析導入を遅らせることができるのではないかと考え、この一冊にまとめました。

　読者の方々に読んでよかったと思っていただければ、私にとって望外の喜びです。皆様方の指導の結果が実を結ぶように祈念しています。


　2022年11月

岩崎滋樹

横浜市立市民病院 腎臓内科 部長
昭和大学 医学部 客員教授

# 索引

### 数字・ギリシャ文字・欧文

3 大栄養素 ……………………………… 131
5 大栄養素 ……………………………… 131
$\beta_3$ アドレナリン受容体遺伝子 …… 13, 14
ARB …………………………………… 105
ATP ……………………………………… 11
dipper 型 ……………………………… 102
GFR ……………………………………… 22
non-dipper 型 ………………………… 102
RAA 系 ……………………………… 23, 34
TCA 回路 ……………………………… 11

### あ行

アシドーシスの改善 ………………… 161
味わい ………………………………… 136
アデノシン三リン酸 …………………… 11
アポトーシス ………………………… 125
アミノ酸 ……………………………… 26
　―スコア …………………………… 79, 80
　―プール …………………………… 18
アルブミン合成 ……………………… 20
アンジオテンシン受容体拮抗薬 ……… 105
運動量の低下 ………………………… 121

### 栄養指導の実際

…………… 146, 147, 149, 151, 152
栄養成分表示 ………………………… 132
エネルギー …………………………… 128
　―喪失割合 ………………………… 73
　―不足の予防 ……………………… 162
　―変換効率 ………………………… 11
　―保存の法則 ……………………… 64
エリスロポエチン産生細胞 ………… 37
桶の理論 ……………………………… 81
オートファジー ……………………… 125

### か行

活動量の低下 ………………………… 121
過度の運動 …………………………… 166
カリウム
　―制限 …………………………… 54, 143
　―の体内分布 ……………………… 55
カルシウム代謝 ……………………… 44
感染対策 ……………………………… 164
飢餓 ………………………… 116, 124, 125
喫煙 …………………………………… 166
吸収効率 ……………………………… 11

筋タンパク質合成 …………………… 20

筋肉合成 …………………………… 18

血圧 ………………………………… 35

　―管理の徹底 …………………… 158

　―の調整 ………………………… 44

　―の目標値 ……………………… 97

血清リン濃度 ……………………… 75

減塩 ……………………… 83, 86, 133

　―の重要性 ……………… 100, 133

　―目標 …………………………… 98

倹約遺伝子 ……………… 10, 12, 13

減量方法 …………………………… 119

高カリウム血症 ……… 43, 54, 167

高血圧 ……………………………… 90

高血糖の抑制 …………………… 156

合成能力の低下 ………………… 122

高タンパク食 ……………………… 21

　―の防止 ………………………… 156

高尿酸血症の改善 ……………… 165

効率の悪い栄養素 ………………… 72

高リン血症 ………………………… 59

　―の改善 ………………………… 164

高齢者のタンパク質摂取量 …… 68

骨折リスク ………………………… 76

【 さ行 】

酸塩基平衡 ………………………… 42

糸球体濾過量 ……………………… 22

至適エネルギー量 ………………… 62

死亡リスク ………………………… 77

消化吸収の低下 ………………… 122

食塩

　―感受性 ………………………… 94

　―摂取過多防止 ……………… 159

　―摂取量 ………………………… 83

　―認知閾値 …………………… 111

　―濃度 ………………………… 110

　―非感受（抵抗）性 …………… 94

食事

　―記録 ………………………… 130

　―摂取量 ………………………… 66

　―の変化 ………………………… 16

食事療法の重要原則

　…………… 50, 52, 53, 58, 59

食品成分表 ……………………… 131

植物性タンパク質 …………… 70, 82

腎機能 ……………………… 22, 30

心血管疾患 ………………………… 76

腎性貧血 …………………………… 37

腎臓の適応 ………………………… 32

腎臓病 ……………………………… 24

新陳代謝の低下 ································ 122

心不全の予防 ································ 163

腎不全 ································ 38

　—の症状 ································ 40

水分の調整 ································ 42

睡眠時無呼吸症候群の治療 ········· 167

生活習慣病 ································ 12

赤血球産生 ································ 36

造血因子 ································ 37

### ◖た 行◗

体液酸性化の改善 ····················· 161

代謝性アシドーシス ··················· 43

体重

　—減少 ································ 49

　—測定 ··························· 49, 129

体内ナトリウムバランス ··········· 107

脱水予防 ································ 159

多尿 ································ 45

多量発汗 ································ 109

タンパク質

　—摂取量 ························· 19, 65

　—調整食品 ························· 141

　—不足 ································ 15

タンパク尿の抑制 ····················· 158

蓄尿 ································ 65

中鎖脂肪酸（MCT）食品 ············ 141

鎮痛薬 ································ 166

低甘味ブドウ糖重合体食品 ········· 141

低タンパク質の治療用特殊食品 ······ 135

低タンパク食 ································ 138

呈味 ································ 135

電解質 ································ 42

でんぷん食品 ································ 141

動物性タンパク質 ················· 70, 82

### ◖な 行◗

日本食品標準成分表 ··················· 131

尿中ナトリウム排泄量 ··············· 107

### ◖は 行◗

必須アミノ酸 ························· 26, 79

肥満関連腎症（肥満腎症）········· 24, 25

肥満防止 ································ 162

貧血の改善 ································ 160

### ◖ま 行◗

慢性腎臓病 増悪因子番付 ··········· 157

味覚障害 ································ 110

水さらし ································ 145

味蕾 ································ 111

無塩文化 ································ 91

無機リン ……………………………… 78

目標血圧 ……………………………… 97

### ◖ や 行 ◗

痩せ …………………………………… 49

有機リン ……………………………… 77

ゆでこぼし ………………………… 145

### ◖ ら 行 ◗

リン

　—制限 ……………………………… 74

　—の種類 …………………………… 79

レニン・アンジオテンシン・

アルドステロン系 ……………… 23，34

老廃物 ………………………………… 30

　—の排出 …………………………… 42

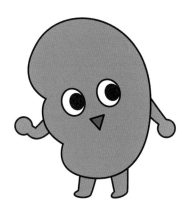

編著者・執筆者紹介

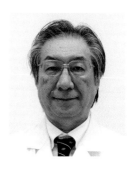

【編著】

# 岩崎 滋樹 （いわさき しげき）

［略歴］
1983年　昭和大学医学部卒 昭和大学藤が丘病院 内科
　　　　（低タンパク食事療法の意義と方法論について故出浦照國元教授に師事する）
1992〜94年　米国バンダービルト大学 小児腎臓科 フェロー
1996年　昭和大学 医学部 腎臓内科 専任講師
2003年　聖隷横浜病院 腎臓高血圧内科部長、院長補佐
2007年〜2014年　聖隷横浜病院病院長（8年間）
2007年〜2015年　千葉大学医学部 臨床教授
2013年　昭和大学 医学部 客員教授（現在に至る）
2015年　横浜市立市民病院 腎臓内科 部長（現在に至る）
2017年〜　横浜市立市民病院 病院長補佐
2017年〜2022年　慶應義塾大学医学部 客員講師

［資格］
医学博士
日本内科学会 認定内科医 指導医
日本腎臓学会 専門医・指導医・評議員
日本透析医学会 専門医・指導医
日本高血圧学会 専門医・指導医
日本医師会認定 産業医

［著書］
『腎臓病をよく知りともに闘っていく本』（桜の花出版、2018年）

【執筆】

# 樋口 久美子 （ひぐち くみこ）

前田記念武蔵小杉クリニック 栄養部 管理栄養士